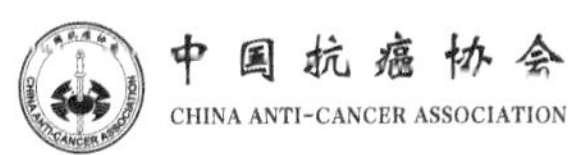

流行病学

中国肿瘤整合诊治技术指南（CACA）

CACA TECHNICAL GUIDELINES FOR HOLISTIC INTEGRATIVE MANAGEMENT OF CANCER

2023

丛书主编：樊代明

主　　编：陈可欣　曹广文　胡志斌

项永兵　乔友林

天津出版传媒集团

天津科学技术出版社

图书在版编目(CIP)数据

流行病学 / 陈可欣等主编. -- 天津 : 天津科学技术出版社, 2023.7
(“中国肿瘤整合诊治技术指南(CACA)”丛书 / 樊代明主编)
ISBN 978-7-5742-1447-7

Ⅰ. ①流… Ⅱ. ①陈… Ⅲ. ①肿瘤学—流行病学 Ⅳ. ①R73-31

中国国家版本馆CIP数据核字(2023)第139587号

流行病学
LIUXINGBINGXUE
策划编辑：方　艳
责任编辑：张　跃
责任印制：兰　毅
出　　版：天津出版传媒集团 / 天津科学技术出版社
地　　址：天津市西康路35号
邮　　编：300051
电　　话：(022)23332390
网　　址：www.tjkjcbs.com.cn
发　　行：新华书店经销
印　　刷：天津中图印刷科技有限公司

开本 787×1092　1/32　印张6.5　字数100 000
2023年7月第1版第1次印刷
定价：76.00元

编委会

丛书主编

樊代明

名誉主编

沈洪兵

主　编

陈可欣　曹广文　胡志斌　项永兵　乔友林

副主编（以姓氏拼音为序）

戴弘季　何忠虎　黄育北　贾卫华　吕章艳　马红霞
缪小平　沈秋明　宋方方　宋丰举　殷建华　赵方辉
庄贵华

核心编委

褚新雷　丁一波　李海欣　李泓澜　李　莲　李　萍
李祥春　李卓颖　刘　奔　刘文斌　刘　岩　蒲　蕊
秦　娜　丘　云　宋　词　谭晓契　谭玉婷　王苏蒙
王　伟　余成啸　张宏伟　张丽娜　张韶凯　张昱乾

编写顾问

齐秀英　徐望红

编　委（以姓氏拼音为序）

曹素梅　陈宏达　陈万青　褚敏捷　代　敏　戴俊程
杜灵彬　段如菲　范亚光　冯紫薇　龚继勇　关　鹏
郭　燕　郭永军　杭　栋　何永巧　贺宇彤　胡尚英
胡志坚　黄天壬　金明娟　靳光付　李纪宾　李　霓
李文庆　练雪梅　刘　莉　刘桐宇　刘雅文　刘运泳
马翔宇　潘凯枫　钱碧云　任泽舫　沈明望　舒啸尘
宋春花　田文静　王家林　王建炳　王建明　王美林
王少明　王晓辉　魏文强　谢　丽　杨春霞　杨　富
杨　磊　杨万水　杨艳梅　曾红梅　张　波　张彩霞
张　涛　张铁军　张　薇　张永贞　赵宏林　赵亚双
郑　莹　朱　琳　朱　猛

目录 Contents

第一章

流行病学的历史沿革

流行病学（epidemiology）是人类与疾病斗争过程中逐渐发展起来的古老而又年轻的学科，它的思想萌发于2000多年前，但学科的基本形成不过百余年。流行病学研究的对象是人群，通过对人群中疾病和健康状况分布及影响因素的研究，探索和评价疾病防治和促进健康的策略和措施。在过去的一个世纪，流行病学在防治疾病和促进健康方面发挥了巨大作用。不仅是预防医学领域的主导学科，也是现代医学领域一门重要的基础学科；是人类探索疾病病因、开展疾病防治、改善人群健康、制定公共卫生政策与策略的重要工具。

一、流行病学简史

流行病学是人类在与多种疾病，特别是与传染病做斗争的实践中逐渐形成和发展起来的。它从观察开始，经过实践，上升为理论，进而找出规律性并采取相应办法予以干预。这是流行病学发展的必然轨迹。

（一）流行病学形成前期

指人类自有文明史以来至18世纪一个漫长的历史时期。我国最早在《史记》中已用“疫”“大疫”作为疾病流行的文字记载；《说文解字》中的“疫者，民皆病也”和《素问·刺法论》中的“五疫之至，皆相染易，无问大小，症状相似”。最有代表性的是古希腊著名医生希波克拉底（Hippocrates，公元前460—前377年）提出了“环境在疾病发生中起重要作用”的理论；并在其著名的《空气、水及地点》著作中指出，气候变化和季节特征与疾病消长有关，环境对疾病的作用可通过对空气、地域和水的观察而获得；流行（epidemic）一词也是这时期在他的著作中出现。之后，我国在隋唐时期设有“疠人坊”，以对麻风病人进行隔离；意大利于15世纪中叶规定外来船舶需在海港停留40天以检疫；我国在宋真宗时已用人痘来预防天花等等。1662年，英国的John Graunt首次利用英国伦敦一个教区的死亡数据进行死亡分布及规律性研究，并创制了第一张寿命表，用生存概率和死亡概率来概括人群死亡规律。这一时期，科学的流行病学尚未形成，但与其密切相关的一些概念、观察现象及采取措施已构成流行病学的“雏形”。

（二）流行病学的形成

流行病学形成时期是指从18世纪中叶至20世纪40年代。这一时期西方工业革命开始，城市化发展迅速，为传染病的大面积流行提供了可能，人类的健康和生命受到极大威胁，流行病学的诞生成为必然。这一时期流行病学主要以研究传染病的人群现象为主，并进行了干预试验的尝试。有许多流行病学研究和应用的范例，如英国海军外科医生詹姆士·林德（James Lind）1747年在“Salisburg”号海船上将12名患坏血病的海员分组（每组2人）进行添加不同食物的对比治疗试验，结果发现食物中添加橘子和柠檬的两名海员几乎完全康复，提示橘子和柠檬等新鲜水果（后证明是维生素C）可治疗坏血病，开创了流行病学临床试验的先河。1796年英国医生琴纳（Jenner）发明了接种牛痘以预防天花，从而使天花这一烈性传染病得到有效控制，为传染病预防和控制开创了主动免疫先河。1802年，Madrid的《西班牙疾病流行史》一书中首次出现了epidemiologia一词。1850年国际上首次在伦敦成立了流行病学学会，标志着流行病学学科的形成。1854年英国著名内科医生约翰·斯诺（John Snow）针对伦敦霍乱流行，创造性使用病例分布标点地图法，对伦敦宽街霍乱流行及不同供水区居民霍乱死亡率进行了描述和分析，首次提出了“霍乱介水传播”的观点，并通过干预成功控制了霍乱的进一步流行，成为流行病学现场调查、分析与控制的经典实例。值得一提的是，当时的疾病病因有两大理论，即瘴气学说和细菌学说。Snow医师的霍乱研究彻底否定了瘴气学说，而霍乱弧菌的发现则是在29年后的1883年。这说明流行病学现场调查分析完全可在病原不明情况下开展，并实施有效干预。在2003年3月*Hospital Doctor Magazine*所做的调查中John Snow被高票选为史上“最伟大医生”。

（三）流行病学的发展

流行病学的发展期大约从20世纪40年代起至今，也可称为现代流行病学（modern epidemiology）时期。其主要特点是：①流行病学从研究传染病扩大为研究所有疾病和健康问题；②研究方法由传统的调查分析扩展为定量与定性相结合、宏观与微观相结合，分析方法不断完善，分析手段更加先进；③研究从“流行”发展为“分布”，动静态结合，由三环节（传染源、传播途径和易感人群）两因素（社会因素和自然因素）扩展到社会行为因素；④流行病学的分支学科不断涌现，使流行病学的应用范围越来越广。按目前国际流行病学界比较公认的分类方法，现代流行病学又可分为3个阶段。

第一阶段为20世纪40年代到50年代，该阶段创造了慢性非传染性疾病病因学研究方法。由于威胁人类健康的主要公共卫生问题由传染病转向慢性非传染性疾病，流行病学的研究内容也相应扩大到慢性非传染性疾病研究。具有代表性的经典实例当属1950年英国医师Richard Doll和Austin B Hill的吸烟与肺癌关系的研究，具有里程碑式的意义。该研究不仅证实了吸烟是肺癌主要危险因素，而且证明了病例对照研究方法的巨大功效；同时，也通过队列研究开创了慢性病病因学研究的新局面。其次是开始于1948年美国弗明汉（Framingham）心血管病队列研究，通过对三代人群（分别出生于1948年、1971年和2002年）的长期随访观察，分析了心血管病发生发展及其影响因素，确定了心脏病、脑卒中和其他相关疾病的重要危险因素，促发了预防医学的革命，改变了医学界和公众对疾病病因的认识，对流行病学作用的理解进一步深化。此外，1954年在欧美国家开展的涉及百万学龄儿童的脊髓灰质炎疫苗（Salk疫苗）现场试验，不仅证实了该疫苗的保护效果，也为人类实现消灭脊髓灰质炎奠定了基础。这一时期，流行病学者越来越认识到统计学方法对流行病学研究的重要性，流行病学的理论和方法得到了长足发展。如1951年Jerome Cornfield提出了相对危险度、比值比等测量指标；1959年，Nathan Mantel 和 William Haenszel 提出了著名的分层分析法，成为迄今为止被引用最多的流行病学分析方法。

第二阶段为20世纪60年代到80年代，是流行病学病因研究和分析方法快速发展的时期。这一时期，社会经济发生巨大进步，人们逐渐接受生物—心理—社会医学模式；并认识到疾病的发生发展是自然因素和社会因素、环境外因和个体内因多因素共同作用的结果；如何提高健康水平和生活质量、延长寿命等问题逐渐成为医学研究的重要内容。流行病学除了研究疾病以外，还要研究管理、决策与评价，以及考虑人口学特征及社会环境的变化等，将环境与人、社会与保健纳入研究范畴；研究内容包括了环境污染、酒精中毒、吸烟、吸毒、犯罪、心理卫生与健康、健康保护以及卫生政策与评价等。流行病学的方法学也随之不断发展。如Cornfield在1962年发表了多变量分析方法；1979年，Sackett总结了分析性研究中可能发生的35种偏倚；而Miettinen于1985年提出了将偏倚分为比较偏倚、选择偏倚和信息偏倚3大类。与此同时，流行病学方法也被逐步应用到临床医学研究中，形成和发展了临床流行病学和药物流行病学。这一时期，涌现了多部有影响的经典流行病学教科书和专著，包括MacMahon 1970年的《流行病学原理和方法》(*Epidemiology—Principles & Methods*)、Lilienfeld 1976年的《流行病学基础》(*Foundations of Epidemiology*)、Rothman 1986年的《现代流行病学》(*Modern Epidemiology*)以及Last 1983年主编的《流行病学辞典》(*A Dictionary of Epidemiology*)。

第三阶段为20世纪90年代至今，是流行病学与其他学科交叉整合、应用领域不断扩大的时期。这一时期流行病学与分子生物学学科交叉形成了分子流行病学，且在1993年由Paul A Schulte出版了第一部分子流行病学专著《分子流行病学-原理与实践》(*Molecular Epidemiology Principles and Practices*)，从宏观与微观、环境与宿主（遗传）多个层面深入研究与疾病和健康相关的因素。由于人类许多疾病的发生发展是危险因素与个体遗传易感性共同作用的结果，因此，在流行病学研究设计基础上，正确应用分子生物学技术及基因组学、蛋白质组学和代谢组学等组学技术，检测和分析暴露、效应和易感性等各类生物标志物，可在人群水平研究和评价环境—基因交互作用在疾病发生发展中的作用，为高危人群的筛选和有针对性的个体化预防提供医学依据。值得注意的是，分子生物学及其他组学技术等只是流行病学研究的一个工具，分子流行病学的研究设计与传统流行病学无本质区别：以人群和现场为基础，宏观与微观相整合，同时关注环境因素与个体遗传因素是分子流行病学的一个重要特征。

同时，基因组学、蛋白组学、代谢组学、微生物组学、暴露组学等组学分析方法的建立和成熟，为流行病学更细致地定义疾病分类、更深入地阐释发病原因和更准确地预测疾病风险或疗效提供了可能，也催生出“整合流行病学”（integrative epidemiology）诞生。整合流行病学是以系统生物学（systems biology）为基础，以数学和计算机技术为手段整合各生物组学数据，并将通路分析和观察性研究设计相整合，从而加深对人类疾病生物学机制的认知。通过动态观察与分析队列中个体从基线到结局整个过程中多组学数据的变化和交互情况，有助于更加精准地解释暴露—疾病因果链中的分子机制。未来的流行病学研究将以现有的大规模高质量队列为基础，在系统流行病学设计思想的指导下，对数据、样本的获取和统计分析过程进行严格的质控，从而能更加全面深入认识疾病的因果联系，为复杂疾病病因研究提供新方法。目前已有利用全基因表达谱分析和相关通路分析来回答环境暴露和暴露标志物及早期效应的研究。

近年来，大数据、人工智能等新技术不断向医学领域渗透，作为一门与数据息息相关的学科，流行病学无疑将受到大数据热潮的影响。如何整合、挖掘和利用现有的大数据资源，为未来临床和医疗卫生决策提供理论和方法支持，将成为今后流行病学领域的一个新热点。大数据（big data）的优势在于能够大范围寻找流行病学研究中潜在的关联，利用机器学习算法对大数据挖掘的结果进行合成、转化和管理，提高流行病学研究的效率。例如通过电子病历的标准化互用、信息资源库数据挖掘技术、健康管理信息系统的研究和远程医疗技术和区域医疗信息平台等信息学和大数据技术，整合不同来源和内容的医学大数据并合理挖掘，可以开展组学研究及不同组学间的关联研究，快速识别生物标志物和研发药物，快速筛检未知病原和发现可疑致病微生物。开展传染性疾病和慢性非传染性疾病的实时监测与健康管理，为整体整合诊疗提供了数据资源和技术支持。医学大数据的重要应用方向包括：群体层面的疾病预防及诊疗体系的监测和评价、特定疾病的机制阐释以及病人的疾病诊疗决策支持等，将使得数据驱动的临床和卫生决策制定成为可能，并最终对病人及整个人群产生有益影响。

（四）临床流行病学和循证医学的形成和发展

在流行病学发展过程中，流行病学研究方法和理论逐步应用到临床科研和实践中，形成了临床流行病学，在一定程度上又丰富和发展了流行病学的原理和方法。1938年哈佛大学教授John R. Paul首次提出临床流行病学概念，20世纪80年代后临床流行病学得到迅速发展，在美国洛克菲勒基金会的支持下，1982年建立了国际临床流行病学网（international clinical epidemiology network，INCLEN）。同时，在美国、加拿大和澳大利亚等国建立了国际临床流行病学资源和培训中心（international clinical epidemiology resource and training center，CERTC），为许多国家培训了大量的临床流行病学专业人才，大力推动了临床流行病学发展。INCLEN的宗旨是："在最可靠的临床依据和最有效使用卫生资源基础上，促进临床医学实践，致力于改善人类健康"。1983年，华西医科大学、上海医科大学、广州中医学院建立了3个临床流行病学“设计、测量、评价”（design, measurement and evaluation, DME）的国家培训中心。1989年建立了中国临床流行病学网（china clinical epidemiology network, ChinaCLEN）。1993年中华医学会成立了临床流行病学学会，进一步推动了临床流行病学在中国的发展，并定期开展临床流行病学和临床科研设计培训班及学术研讨会，对促进临床流行病学在我国的发展及临床科研设计水平的提高起到了积极推动作用。

临床流行病学以病人为研究对象，将流行病学和统计学理论，社会医学和经济学方法引入临床，探讨疾病病因、诊断、治疗和预后的规律，力求保证研究结果的真实性与可靠性。近年来，在临床流行病学发展基础上，循证医学（evidence-based medicine, EBM）的兴起也受瞩目。EBM是临床流行病学理论和方法学在临床医疗实践中的具体应用，是指对病人的临床医疗决策的制定不能单纯依靠经验和直觉，而是要建立在最佳医学研究证据的基础之上。EBM是一种以治疗病人为目的，不断获得有关重要的病因、诊断、治疗、预后及其他相关健康信息的自我学习实践活动。通过这一活动，临床医师可以尽最大可能捕捉到可靠的事实证据来解决各种各样的临床问题，正确评价建立在事实证据之上的实践结果，并将这些结果应用于临床实践中，同时还可评价医师的临床行为。EBM的原理和方法来自于流行病学，目的主要是提高临床科研的水平，提高研究的真实性和实用性，促进现代临床医学的发展。因此，临床流行病学和循证医学在一定程度上又丰富和发展了流行病学的原理和方法。

此外，近年来一种新的临床流行病学研究理念：真实世界研究（real world study，RWS）逐渐受到重视。RWS起源于实用性临床试验，是指在较大样本量（覆盖具有代表性的更大受试人群）基础上根据病人的实际病情和意愿，非随机选择治疗措施开展长期评价，并注重有意义的结局治疗，以进一步评价干预措施的外部有效性和安全性。其涵盖的范围较随机对照试验更宽，除治疗性研究外，还可用于诊断、预后、病因等方面的研究。RWS主要强调临床研究过程中获取数据的环境，其数据主要来源于真实的医疗机构、家庭和社区，而非存在诸多严格限制的科研场所。RWS可以是观察性研究，也可以是干预性研究，甚至是采用类似随机对照的研究设计，但其与传统临床研究的重要优势主要是在日常医疗实践中的真实无偏倚或偏倚较少的人群中开展的研究。

二、流行病学定义

流行病学的英文来源于希腊字epi（在……之中、之上）、demos（人群）和logos（世界可理解的规律），直译即为“研究人群中发生的事情的学问”。在医学范畴中自然首先指的就是人群的疾病问题。由于不同时期人们面临的主要疾病和健康问题不同，流行病学的定义也具有鲜明的时代特点，并且与时俱进。

在传染病肆虐的20世纪上半叶，英国Stallybrass（1931年）把流行病学定义为“流行病学是关于传染病的主要原因、传播蔓延以及预防的学科”。苏联出版的《流行病学总论教程》（1936年）中定义“流行病学是关于流行的科学，它研究流行发生的原因、规律及扑灭的条件，并研究与流行做斗争的措施”。可以看出，此时期内流行病学是以防治传染病为总任务。随着传染病发病率和死亡率的大幅度下降，慢性非传染性疾病成为20世纪中后叶的主要卫生问题。与之相呼应，流行病学的定义也随之发展，从传染病扩大到非传染性疾病。较知名的定义有：MacMahon（1970年）提出“流行病学是研究人类疾病的分布及疾病频率决定因子的科学”；Lilienfeld（1980年）提出“流行病学是研究人群群体中疾病表现形式（表型）及影响这些表型的因素的科学”；苏德隆（1964年）提出“流行病学是医学中的一门学科，它研究疾病的分布、生态学及防治对策”。这些定义都比较强调流行病学方法学的性质。到20世纪80年代，随着社会经济的发展和医学模式的转变，人们在预防控制疾病的同时，也开始关注如何促进健康的问题。经过多年实践，国内流行病学界逐渐提炼出目前公认的流行病学定义为：“流行病学是研究疾病和健康状态在人群中的分布及其影响因素，借以制订和评价预防、控制和消灭疾病及促进健康的策略与措施的科学”。*A Dictionary of Epidemiology*（*Sixth Edition*）将流行病学定义为：流行病学是研究特定人群中与健康相关的状态和事件的分布及决定因素，以及应用这些研究结果控制健康问题的科学，这与我们国内的定义是一致的。

上述定义的基本内涵有4点：①流行病学研究的对象是人群，是研究所关注的具有某种特征的人群，而不是某一个体；②流行病学研究的内容不仅包括疾病，还包括伤害、健康状态及其他相关卫生事件；③流行病学研究的起点是疾病和健康状态的分布，研究的重点是疾病和健康状态的影响因素；④流行病学研究的最终目的是为预防、控制和消灭疾病以及为促进健康提供科学的决策依据。

流行病学不但要研究临床疾病，且要研究亚临床状态、疾病的自然史及健康状态（如长寿）等问题，包括人类健康相关的“卫生事件”（health events），甚至超出卫生事件范畴的自然和社会问题，如全球气候变暖、厄尔尼诺与拉尼娜现象、人口“爆炸”与人口老龄化、犯罪、安全管理等，这些均是不可忽视的影响疾病和健康状态及其分布的重要因素。

流行病学定义中特别强调了研究健康状态的分布及促进健康的问题。疾病和健康是生命过程的不同表现形式，仅仅研究疾病不全面，还应把研究保持和促进健康的因素与影响疾病流行的因素摆在同等重要位置，共同作为流行病学研究主题。这与《“健康中国2030”规划纲要》倡导的“大健康”理念一致。这样，流行病学定义才完整，才能真正体现流行病学是以人群为研究对象、以疾病防治和促进健康为最终目的的一门医学基础学科。

三、流行病学的应用

流行病学不仅是对群体健康的“研究”，还涉及将理论知识用于社区实践。与医学实践一样，流行病学实践是一门科学，也是一门艺术。为做出正确诊断和适当治疗，临床医生将医学知识与经验、临床判断和对患者的理解相整合。同样，流行病学运用描述和分析流行病学的科学方法以及经验、流行病学判断和对当地条件的理解来“诊断”社区的健康状况，并提出适当、实用和易于接受的公共卫生干预措施，用于控制和预防群体疾病。承接流行病学发展史和定义的演变，流行病学的应用范围从以传染病为主，逐步转向对慢性非传染性疾病和各类健康问题的研究。

（一）描述疾病或健康状态的分布及其特点

描述流行病学是将专门调查或常规记录所获资料，按不同地区、不同时间和不同人群特征分组，以展示该人群中疾病或健康状况分布特点的一种观察性研究。疾病（或健康状态）的分布是指在不同时间、不同地区及不同人群（年龄、性别、种族、职业等）中疾病（或健康状态）的发生频率和动态变化，以便对社区和特定人群健康做出群体诊断。在流行病学方法中，描述性研究方法可把疾病或健康相关问题在不同时间、空间和人群的分布数量或频率及其特点展示出来，有助于确定这些疾病或健康问题的相对重要性和需要优先考虑的问题，同时发现那些需要更高强度监测的易感人群。如我国多次进行的全国范围内的恶性肿瘤、糖尿病、高血压等流行病学调查，为了解相关疾病的分布特征及流行规律提供了大量数据，从而为疾病的预防控制、健康促进及相关问题的研究提供重要依据。我国长期开展的疾病描述与监测工作包括中国疾病预防控制中心负责的法定传染病监测、慢性非传染性疾病（心血管疾病、代谢性疾病、慢性阻塞性肺病、阿尔茨海默病等）监测、伤害（溺水、中毒、道路交通伤害、自杀等）监测，以及妇幼卫生（儿童及孕产妇死亡、出生缺陷等）监测等。在肿瘤防治工作中，国家癌症中心负责的肿瘤登记报告通过有组织地搜集、储存、整理和统计分析，评价全国或某个地区肿瘤的发病、死亡和生存状况。基于人群的肿瘤登记报告是肿瘤防控工作的基础，为肿瘤的监测、预警提供了基础数据，为制定肿瘤防治策略提供了可靠依据。

（二）探讨疾病病因及其影响因素

疾病病因是流行病学最主要的研究内容。许多疾病特别是一些慢性非传染性疾病的病因至今尚不完全明了，流行病学可探讨疾病的病因及影响其流行的因素，从而制定预防或控制这些疾病的策略及措施。只有透彻了解疾病发生、发展或流行的原因才能更好地防治乃至消灭某一疾病。

无论是传染病还是慢性非传染性疾病，其发生发展均是由多种因素综合作用的结果，流行病学的主要用途之一就是发现这些病因或危险因素。既往研究已经明确了多种传染性疾病的病因，例如结核分枝杆菌是人类结核病的病原菌，霍乱弧菌是人类霍乱的病原体，人类免疫缺陷病毒感染最终阶段会导致艾滋病发病等。慢性非传染性疾病同样有一部分病因及影响因素得到揭示。以肿瘤为例，由于肿瘤的病因复杂，其发病机制受到环境和遗传的双重影响。目前，仅有少数癌种致病因素明确，如吸烟与肺癌、人乳头瘤状病毒（human papilloma virus，HPV）与宫颈癌，幽门螺杆菌（helicobacter pylori，HP）与胃癌等，但大多数肿瘤的确切病因尚不明确。另一方面，某些疾病真正的病因尚未完全阐明，而诸多危险因素已被发掘出来，据此防治疾病仍可达到很好效果。如霍乱的直接病因是霍乱弧菌，可通过污染的水或不洁食物传播，适合霍乱弧菌生长繁殖的水和食物是造成霍乱传播的危险因子。因此，注重饮水消毒和食品卫生可有效预防霍乱。流行病学工作不拘泥于必须找到直接病因或病原，找到一些关键危险因素或因子，也能在很大程度上解决疾病防治问题。

（三）疾病预防与控制的效果评价

流行病学可作为临床医学研究的方法学，用于研究病人及其群体的疾病诊断、治疗、预后及预防保健的决策和评价，这是临床流行病学和循证医学研究的重要内容。流行病学研究方法可用于筛查试验、诊断试验或其他诊断方法的评价，如可通过灵敏度、特异度等指标评价筛查或诊断试验的真实性；通过受试者工作特征（receiver operator characteristic，ROC）曲线、一致率和Kappa分析评价试验的真实性和可靠性；通过阳性预测值、阴性预测值和病例检出率等指标评价筛查或诊断试验的收益。以肿瘤筛查为例，研究发现乳腺X线摄影（钼靶）筛查乳腺癌的灵敏度约87%，胸部低剂量螺旋CT（LDCT）筛查肺癌灵敏度为59%~100%。而随机对照试验研究表明，钼靶筛查能降低20%~30%的乳腺癌死亡，LDCT筛查也可降低约20%的肺癌死亡。

（四）揭示疾病完整的自然史

流行病学意义上的疾病自然史指的是群体的疾病自然史，即疾病在自然人群中的发生发展和消长规律的整个过程。以群体为基础的疾病自然史研究有助于早期预防和发现疾病，了解疾病的转归和规律，适时采取有效措施以促进健康恢复。例如肺癌自然史模拟模型研究发现，持续的控烟行动将使美国肺癌死亡率在未来50年（2015—2065年）继续收益（预期下降79%）。流行病学在个体的疾病自然史，即疾病在个体中有临床前期、临床期和临床后期的自然发生发展过程研究中也有一定应用价值，主要通过各种疾病频率测量指标进行推导。例如一项对来自四大洲多个地区1588名肝细胞肝癌患者开展的自然史研究发现，艾滋病病毒感染可导致HCC患者的存活率下降。我国学者在20世纪末开展了前瞻性队列研究，评估了不同胃黏膜病变患者胃癌发生发展风险，为胃癌自然史的明确提供了重要证据。需要注意的是，仅对病人进行随访无法做出自然史估计，因为一旦早期病人得到诊断，其自然过程就被治疗所中断。

（五）疾病防治和健康促进

流行病学在疾病防治和健康促进方面的应用主要包

括两个方面。一方面是消灭疾病或预防疾病发生，降低疾病发生率；另一方面是控制/减缓疾病发生后的进展，或减少并发症、后遗症发生，最终降低疾病死亡率。以高血压为例，20世纪90年代，阜外医院团队牵头完成我国第三次全国高血压抽样调查的现场工作，提供了我国当时高血压患病率和变化趋势重要证据，明确了后续减盐等高血压防治措施制定的紧迫性与必要性。我国肿瘤防治工作是在肿瘤高发区背景下逐渐开展起来的，近几十年来取得了众多符合我国居民特色的成果，例如基于河南省林州食管癌高发区开展的一系列食管癌流行病学和病因学调查研究、食管癌早期防治技术研究；基于山东省临朐县胃癌高发区开展的病因学研究，以及幽门螺杆菌清除、营养补充等系列病因干预研究；基于浙江省嘉善县结直肠癌高发地区建立并逐步完善了中国人群适用的一般风险人群结直肠癌筛查方案，有效控制了结直肠癌发病和死亡率较快上升的趋势；基于江苏省启东市肝癌高发地区开展了国内第一个肝癌筛查随机对照试验，为甲胎蛋白（alpha-fetoprotein，AFP）纳入肝癌筛查方案提供了关键证据；基于云南省个旧市锡矿肺癌高发地区明确了氡子体、砷矿尘与肺癌的因果关系，随后开展的针对矿工人群的作业环境改善、防护加强等系列防治工作，为解决矿工肺癌高发情况做出了巨大贡献。

我国学者的研究探讨了血清类胡萝卜素、叶酸和维生素 B_{12} 水平与糖尿病患者的心血管疾病死亡风险的关系，为2型糖尿病患者的健康促进和管理提供了重要的科学依据；全球首个以中国大陆脂肪肝患者为对象的国际注册随机对照试验（randomized controlled trial，RCT）临床研究项目VENS显示，口服中等剂量天然型维生素E是针对中国非酒精性脂肪性肝炎患者安全有效的控制手段，为脂肪性肝病的健康促进和预防策略制定提供了科学线索。目前有关肿瘤健康促进的研究在我国还处于兴起阶段，但是越来越受重视，必将为今后肿瘤的预防及肿瘤幸存者生活质量的提高提供关键证据。例如，我国学者利用46120名肿瘤生存者随访4.3年数据发现，采用健康生活方式（不吸烟、不饮酒、规律体育锻炼、充足睡眠、适当体重）可使幸存者全因死亡风险显著降低并有相对更长的预期寿命。

（六）卫生决策和评价

研究和促进卫生服务的实施和利用，用于卫生决策和评价，是流行病学应用中不可或缺的重要组成部分。

通过流行病学调查了解肿瘤的流行状况和危险因素分布、现有卫生资源与医疗卫生保健服务实际需要的适应情况，才能确定需要优先保障和处理的卫生服务项目，从而制定合理的防治工作规划及措施。例如我国学者开展的卫生经济学研究揭示，我国在未来10年内对18~70岁人群通过乙肝两对半筛查方式进行乙肝筛查为最佳策略；对国产疫苗和不同筛查方法组成的多种宫颈癌干预方案进行卫生经济学评价，揭示青少年女性HPV疫苗接种结合成年女性每隔5年进行1次HPV筛查是我国当前宫颈癌免疫预防成本效果最优的方案；在中国上消化道癌高发区，针对40~69岁人群，内镜同时筛查食管癌和胃癌策略具有高的成本效果，且不论哪个初始筛查年龄，2年一次内镜筛查均是最佳策略，终生一次内镜筛查在65~69岁初始筛查年龄获得健康收益最大。另一项马尔可夫模型研究进一步指出，风险分层的食管癌内镜筛查对55岁以下人群具成本效益，55岁以上人群应普遍接受食管癌内镜筛查。另一项研究证实城市乳腺癌筛查富有成本效果，而农村乳腺癌筛查结果正好相反，需优化农村筛查策略或将提高临床诊断妇女有效治疗的可支付性作为优先干预重点。

第二章

流行病学研究方法及基本原理

流行病学研究方法采用逻辑性强的研究设计和现代生物统计学方法，从人群角度，综合分析疾病相关的生物因素和社会因素，探索疾病等健康相关事件的发生原因、发生发展规律和预防控制措施。流行病学研究方法按照是否有干预存在常分为观察法、实验法和数理法。其中观察法又可分为描述性流行病学研究和分析性流行病学研究，前者以现况调查为代表，后者以病例对照研究和队列研究为代表。实验法可分为临床试验、现场实验和社区实验，以随机对照试验设计为代表。数理法以数理流行病学研究为代表，是将流行病学调查所得到的数据，建立有关的数学模型或用电子计算机仿真，进行理论研究，又称为数理性研究。流行病学研究方法的分类如图1所示。

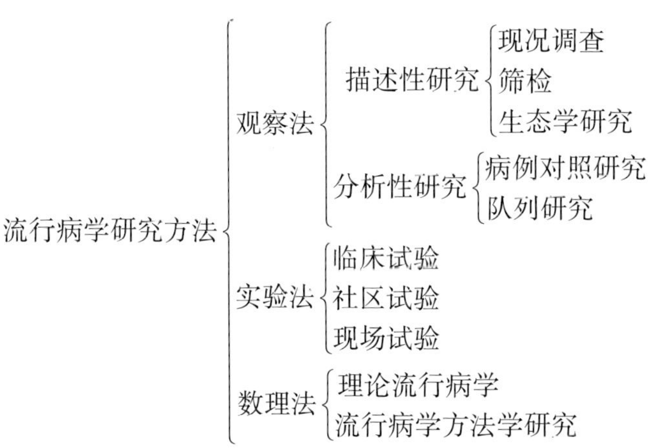

图1　流行病学研究方法分类

一、现况调查

（一）基本概念

现况调查（prevalence survey，PS），也称患病率研究，是在某一特定时间内对某一特定范围内人群中的疾病或健康状况及特定因素进行调查，用以描述疾病或健康流行状况及特定因素的分布特征。从时间上，PS是在特定时间内进行，是在某一时点或短暂时间内完成的，可理解为在一个时间点给被调查人群拍一张“快照”，因此PS也称为横断面研究（cross-sectional study）。PS是描述流行病学研究的主要研究方法。具有时间短、研究范围确定的特点。

（二）主要用途

PS适于慢性传染病（如肺结核、血吸虫病、慢性病毒性肝炎等）、慢性非传染性疾病（如糖尿病、高血压、类风湿性关节炎、恶性肿瘤等）、伤害等疾病和健康状况的调查。对发病急、病程短、具有自限性的疾病（如普通感冒、急性胃肠炎等）则不适于进行PS。

主要用于：

（1）描述疾病或健康状态的三间分布：描述特定人群某种疾病或健康状况的分布特征和危害程度，为制定疾病预防和人群健康促进措施提供依据。

（2）初步分析某因素与疾病或健康状况之间的关联：分析暴露因素与疾病或健康状况间的关联性，逐步建立病因假设，为病因研究提供线索。

（3）评价干预措施效果：对某地区人群在实施干预措施前后分别开展PS，比较两次调查患病率或感染率等指标的差异，评价干预措施的效果。

（4）为疾病监测提供数据：对特定人群进行长期、多次的PS，有助于了解疾病的分布规律和长期变化趋势，为疾病监测提供基础数据。

（5）早期检出患者：通过PS，可实现早期发现、早期诊断、早期治疗患者的目的。

（三）研究类型

PS包括普查（census）和抽样调查（sampling survey）两种研究类型。

1.普查

普查也称全面调查，指在特定时间内对某一特定地区（或单位）全体人员进行调查。可以是小范围内普查，如某个食堂所有员工的健康情况，也可在大范围内普查，如全面人口普查等。

目的：①早发现、早诊断和早治疗某种疾病的病人，如特定人群消化道疾病普查；②了解疾病流行状况，如全国人口肺结核感染情况、某地区冠心病、糖尿病等流行情况；③了解居民健康水平,如儿童发育状况调查；④建立人体某些生理生化指标正常值范围，如血压、血铅等。

优点：①可同时调查几种疾病，发现全部病例；②选择研究对象简单；③对病例能达到早发现、早诊断和早治疗；④无抽样误差，数据分析中不需要参数估计和统计推断。

缺点：①常涉及的研究对象多，易造成漏诊和误诊；②工作量大，特别在大型普查中，参加人员多，调查质量不易控制；③不适于患病率低及检查方法复杂的疾病。

2.抽样调查

通过随机抽样方法，抽取一定比例的样本人群进行调查分析，以此推论该样本所在整体人群（总体）患病率及某些特征的一种调查。抽样调查关键在于样本的代表性，样本代表性取决于抽样的随机化和样本量的大小。随机化程度与抽样方法和抽样的质控关联紧密，样本量大小取决于总体中抽样指标的分布和变异情况。常用抽样方法有单纯随机抽样、系统抽样、分层抽样、整群抽样、多阶段抽样等。

优点：①节省人力、物力和时间。以抽样调查方式开展PS需要的研究对象较少，节省人力、物力和时间；②由于调查对象少，工作容易细致，方便进行有效质控。

缺点：①不适于患病率较低及变异大的人群调查。患病率低和变量变异过大的调查常需较大样本量，如罕见病等；②设计、实施及资料分析比普查复杂；③统计分析过程中要充分进行参数估计和统计推断，以样本人群推断总体分布特征，研究结论外延有一定局限性。

二、病例对照研究

（一）基本概念

病例对照研究（case-control study，CCS）通过比较患某病人群与未患某病的对照人群中暴露于某因素的差异，从而探索暴露因素与疾病之间关联的一种观察性研究方法。CCS是分析流行病学方法中最基本、最常用的研究类型之一。

（二）基本原理

病例对照研究的基本原理是按设计要求，根据是否患有欲研究的某种疾病或卫生事件，将研究对象分为病例组和对照组，通过询问、实验室检查或核查病史，搜集两组人群过去某些因素暴露的情况，以比较两组暴露比例或暴露程度的差别。如病例组和对照组中的暴露比例或严重程度有显著差别，则认为这种暴露与所研究疾病存在统计学关联，进而在估计各种偏倚对研究结果影响基础上，计算暴露与疾病的关联强度，推断出某个或某些暴露因素是疾病的危险/保护因素，从而达到探索和检验疾病病因假说的目的。

（三）主要特点

CCS与其他流行病学研究方法相比有以下特点：

1.属于观察研究方法

和队列研究等观察性研究一样，CCS中的暴露也是自然存在，非研究者人为干预。是通过客观收集对象的暴露情况来探索暴露与结局关联的一种常用的观察性研究方法。

2.设立对照

设置对照是CCS的基本特征，对照组是由未患所研究疾病的、与病例组可比的人群组成，包括社区来源对照、医院来源对照等类型。

3.观察方向是由“果”及“因”

CCS的一大特点是回顾性调查既往暴露的情况。即在研究疾病与暴露因素的先后关系时，是先有结果，即已知对象患某病或不患某病，再追溯其可能与疾病有关的原因。

4.不能确实证明暴露与疾病的因果关系

CCS受回顾性观察方法的限制，不能观察到由“因”到“果”的发展过程并证实其因果关系。只能推测判断暴露与疾病是否有关联，只限于统计学上的关联，而非因果关联。

（四）研究类型

根据研究对象是否匹配，可将CCS分为成组设计和匹配设计，研究类型不同，分析方法也不同。

（1）成组设计：该设计从病例和对照人群中分别选择一定数量的研究对象，一般对照人数等于或大于病例人数，此外，无过多限定。适于探索性CCS。

（2）匹配设计：为消除某些混杂因素对结果的干扰，该研究在设计之初，采用频率匹配或个体匹配方法使匹配因素在病例组和对照组中分布均衡。匹配或称配比（matching），就是要求对照组在某些因素或特性上与病例组保持相同，避免该因素引起的混杂偏倚。在检验某个暴露与结局关系时，常会用匹配设计，匹配的常见因素有年龄、性别、职业、种族等。匹配又分成组匹配和个体匹配。成组匹配（category matching）：也称群体匹配或频数匹配（frequency matching）。在选取对照时，按所要求的匹配因素，在比例上与病例组一致（比例无显著性差异），如病例组和对照组中男性分别约占30%，汉族人群分别占60%左右。

（3）CCS衍生类型：CCS衍生类型包括巢式病例对照研究（nested case-control study）、病例－队列研究（case-cohort study）、单纯病例研究（case-only study）、病例交叉研究（case-crossover study）、病例—时间—对照设计（case-time-control study）等类型。

（五）主要用途

1.广泛探索疾病的可疑危险因素

在心脑血管疾病的病因研究中，在病因不明阶段，可广泛地从机体内外诸多因素中筛选可疑危险因素，包括家族遗传史、个人患病史、饮食、吸烟、饮酒、体力活动情况及职业史、经济情况和居住地区等，从以上因素中，探索可能致病因素。可进一步进行队列研究及实验流行病学研究，以便验证病因假说。

2.初步检验病因假说

CCS可用于对某个可疑病因进行检验。例如，对吸烟是肺癌危险因素的病因假说，可通过调查病例组（肺癌）与对照组（非肺癌）的过去吸烟量、吸烟年限、吸烟方式、吸烟种类、是否被动吸烟等暴露情况，以检验吸烟与肺癌有关联的假说。

此外，CCS还可用于临床疗效影响因素的研究、疾病预后因素的研究，为临床治疗及卫生决策等提供依据。

（六）优缺点

1.优点

（1）可进行一种疾病与多种暴露因素之间关系的研究。

（2）相对于队列研究，CCS更省时、省钱、省力，效率高，且易组织实施。

（3）尤其适于罕见病和暴露与疾病间隔长的病因研究。CCS可收集足够病例，不需等待相当长时间。

2.缺点

（1）是一种由果及因的研究方法，不能判定暴露与研究结局的因果关系。

（2）CCS中偏倚较多，影响结果准确性，如选择偏倚、回忆偏倚等。

（3）不能计算发病率，故不能直接计算关联强度的指标，如相对危险度（relative risk，RR）、归因危险度（attributable risk，AR），只能用比值比（odds ratio，OR）值估计。

三、队列研究

（一）基本概念

队列研究或定群研究（cohort study，CS）是分析性流行病学的重要方法。指对一个特定人群，根据是否暴露某研究因素及其程度分为暴露组和非暴露组，追踪观察一段时间后，比较各组之间结局发生的差异，从而判断暴露因素与结局之间有无因果关联及关联程度大小的一种观察性研究方法。CS最早开始于Doll和Hill对吸烟与肺癌关系的研究，随后得到迅速发展和广泛应用。2004年开始的中英国际合作项目——中国慢性病前瞻性研究（China Kadoorie Biobank，简称CKB项目）是一项多因素、多病种、多学科合作的大规模慢性病病因流行病学研究，也是目前世界上最大的涉及长期保存生物样本的前瞻性人群队列研究之一，旨在建立中国健康人群队列，从遗传、环境和生活方式等方面深入研究危害中国人群健康的各类重大慢性病主要影响因素。目前该队列完成了51万余人的基线调查并开始队列的长期随访，是我国高质量病因学证据的重要来源，对制定重大慢性病防治策略和措施提供科学证据具有重大意义。

（二）基本原理

CS基本原理是在一个根据研究目的所确定的人群中，按照要求选择所需要的研究对象，收集研究对象的基线资料，根据目前是否暴露于某个待研究的可疑危险因素将研究对象分成暴露组和非暴露组，也可根据暴露于可疑危险因素的程度不同而将暴露组分成不同亚组，如高剂量组和低剂量组等。然后开展随访观察，根据结局出现时间确定观察时间的长短，观察期间可进行多次随访，收集包括暴露以及相关因素的资料。观察结束时对各组进行检查并登记研究结局的发生情况（发病、死亡或其他健康状况），通过比较各组的发病（死亡）率对危险因素与结局的关系进行评价。如暴露组结局发生率高于非暴露组且具有统计学意义，说明因素和疾病之间存在统计学联系，且因果关系的可能性很大。同时，研究中还应收集两组人群人口学和社会经济状况等资料，以便控制这些因素对疾病发生的影响。

（三）研究类型

CS根据研究对象进入队列时间、终止观察时间及资料获取方式不同，可分为3种类型，即前瞻性队列研究、历史性队列研究和双向性队列研究。

1.前瞻性队列研究（prospective cohort study）

研究对象的确定与分组是根据研究开始时研究对象的暴露状况而定，研究的结局需随访观察一段时间才能得到，这种设计又称为即时性（concurrent）队列研究。优点是研究者可直接获取暴露与结局的第一手资料，因而资料可信度高，偏倚小。但研究人群样本较大，观察时间长，花费大。

前瞻性队列研究选用原则，应重点考虑以下问题：

（1）要有明确的研究目的和检验假设，检验因素必须找准。

（2）所研究疾病的发病率或死亡率应较高，一般不低于5‰。

（3）明确规定暴露因素，且有把握获得观察人群暴露资料。

（4）明确结局变量，要有确定发病或死亡等结局简便而可靠的手段。

（5）要有把握获得足够数量观察人群，能准确地分成暴露组和非暴露组，且该人群能被长期随访观察而取得完整可靠资料。

（6）该项研究为较长期的过程，要有足够人力、物力和财力支持。

2. 历史性队列研究（historical cohort study）

又称回顾性队列研究（retrospective cohort study），研究开始时暴露和疾病均已发生，其特点是研究对象为过去某个时间进入队列，通过追溯过去历史资料确定暴露组与非暴露组，然后追查后续发病或死亡情况。暴露到结局的方向为前瞻性，而研究工作的性质为回顾性。该法完全依赖于有关暴露、疾病和生死状况的历史记录，因此历史记录的完整性和真实性将直接影响研究结果可靠性。如历史资料记录不全，会缺乏影响疾病和暴露的混杂因素资料，以至影响暴露组与未暴露组的可比性。因此历史性队列研究尽管省力省时，但偏性大，适于长诱导期和长潜伏期的疾病；常用于特殊暴露人群（职业人群）的研究。

历史性队列研究选用原则：选用历史性队列研究，除了前瞻性队列研究中所要考虑的部分内容外，要有足够数量的完整可靠的记录或档案材料，是实施历史性队列研究最重要的前提，因为历史性队列研究完全依赖于有关暴露、疾病和生死状况的完整真实的历史记录。与前瞻性队列研究在人力、物力、财力方面相比要求不高。

3.双向性队列研究（ambispective cohort study）

又称混合性队列研究，即在回顾性队列研究基础上，继续进行一段时间的前瞻性观察研究。这种设计最适于评价对人体健康同时具有短期效应和长期作用的暴露因素。

双向性队列研究选用原则：当基本具备进行历史性队列研究条件下，如从暴露到现在的观察时间还不能满足研究要求，还需继续前瞻性观察一段时间时，则选用双向性队列研究。

（四）主要特点及应用

1.特点

（1）属于观察性研究方法：研究因素的暴露与否是自然存在的，所获得的结论是通过观察得到的。

（2）设立非暴露组：队列研究对象按暴露与否进行分组，不同于病例对照研究按是否发病进行分组，也不同于实验性研究的随机分组。

（3）由“因”到“果”：队列研究是先出现暴露后观察到结局，“因”在前，“果”在后，具有时序性，其结果在病因推断上的可靠性强。

2.应用

（1）病因假设验证：由于队列研究是前瞻性研究方法，符合病因链的实际顺序，验证病因假设成为队列研究的主要用途。

（2）预防效果评价：有时研究的因素是保护因素，可以预防疾病的发生，通过队列研究即可评价该暴露因素的预防效果。因此，又称为“人群的自然实验”。

（3）描述疾病自然史：队列研究可通过观察整个人群暴露于研究因素后，群体中疾病发生、发展，直到结局的全过程，从而描述疾病的自然史。

（4）新药上市后监测：由于Ⅰ—Ⅲ期临床试验的样本量和观察时间有限，观察人群是按照纳入和排除标准筛选的，有些药物不良反应可能未被发现，所以，需要样本量更大和观察时间更长的队列进行上市后监测。

（5）评估疾病预后：CS对评估疾病预后具重要作用，在疾病预后研究中，如进行两组病例预后生存情况评估，研究设计就是CS，疾病预后研究常用前瞻性或回顾性CS。

（五）优缺点

（1）优点：前瞻性的研究，不存在回忆偏倚；可计算研究结局发生率，用于不同地区人群比较；可同时观察一种暴露因素引起多种疾病的结果；直接计算RR和AR，进行因素与发病关联强度估计；在有完整资料记录条件下，可做回顾性队列研究，省时省力，出结果较快。

（2）缺点：常需观察大量人口，观察时间较长，人力、物力和财力消耗较大；不适于发病率很低疾病的病因研究；研究设计要求严格，实施难度大，暴露人年数计算复杂；队列研究易发生失访偏倚。

四、随机对照试验

（一）基本概念及原理

RCT是在人群中进行的评估干预措施效果的实验性研究。RCT按照随机分配原则，将研究对象分为两组，人为给一组以某种新药、新疗法、新措施作为试验组，另一组施加传统疗法、措施、药物或不施加这种药物、疗法、措施作为对照组，通过前瞻性观察、随访比较两组发生结局事件的频率差异，利用统计学检验获得干预措施与结局事件的相关性。能最大程度避免临床试验设计、实施中可能出现的各种偏倚，平衡混杂因素，提高统计学检验的有效性等诸多优点，被公认为是评价干预措施的金标准。

（二）研究特点

RCT的研究特点包括：①研究对象来自同一总体，采用严格随机分配原则将其分为试验组与对照组，以保证两组可比性；②研究因素是人为施加的；③属前瞻性研究，需随访研究对象。随访不一定非从同一天开始，但必须从一个确定起点开始跟踪。

优点：论证因果关联强度很高；采用随机分组和同期对照，可避免与时间变化有关的偏倚；如同时采用盲法，可避免与结局评估测量有关的偏倚。

局限性：对时间、参与人员及经费要求较高。大规模RCT需时长、参与人员多、研究经费大，实施相对较困难。RCT试验并不能解决临床所有问题，有些临床研究并不适合采用RCT。例如，创伤性大、病情严重、病死风险高的外科手术。临床上一些罕见疾病的疗效也不适用RCT验证各种疗法的效果，因病例来源有限。

（三）基本原则

1.随机化

随机原则是指干预试验中将纳入的研究对象按一定随机分组方案分配到试验组和对照组。随机化分组方案应在研究开始前确定。

（1）简单随机分组：可采用抽签、掷骰子、掷硬币等方法，更科学、可靠的是采用随机数字对研究对象进行分组，不要求各组例数相同。

（2）分层随机分组：按研究对象的不同特征进行分层，常针对可能影响干预效果的因素进行分层，如按年龄、性别、病情严重程度等分层，在每一层内再行简单随机分组。

（3）整群随机分组：在干预试验中，有时不宜采取个体随机化方式，可按一个社区、一个家庭、一个班级、一个小组作为随机化分组单位。

（4）配对随机分组：先将研究对象中条件相近者配成对子，再把每个对子的对象随机分配至两组。可用每个对子随机数的奇偶决定该对子中谁分至试验组，谁分到对照组。

（5）区组随机分组：区组由若干特征相似的研究对象组成，区组随机分组指用随机方法分配每个区组内的研究对象至不同组别，保证分至各组概率相同。区组随机分组是配对随机分组的扩大。

2.对照

设立对照是干预试验的重要原则，若不设立对照，干预措施的效果不能得到客观评价。RCT中的对照组是指采取对照措施的研究对象，是相对于试验组而言的。为实现试验组和对照组均衡、可比，符合条件的研究对象依据随机原则进行分组。

（1）标准对照：用现有的最有效或临床上最常用的药物或治疗方法作为对照，多用于干预试验中不便使用空白对照的情况。

（2）安慰剂对照：安慰剂不具有药理活性，但其形状、颜色、味道、包装等均与试验组采用的药物相同，将安慰剂作为对照组处理措施，称为安慰剂对照。主要消除心理暗示作用，避免疗效评价时因主观因素影响带来的测量偏倚。

（3）自身前后对照：将研究对象自身病程分为前后两个阶段，分别给予不同研究因素，比较其效果（也可以是一种研究因素与安慰剂相比较）。优点是消除个体差异，可比性好，节省样本含量，每个病人都能得到治疗，但仅适于病情稳定的慢性病。

（4）交叉对照：两组研究对象分两个时间段进行干预试验，第一阶段其中一组研究对象用A干预措施，间隔洗脱期后第二阶段用B干预措施；另一组研究对象在第一阶段用B干预措施，间隔洗脱期后第二阶段用A干预措施，这样设计方案称交叉对照。

（5）历史对照（historical control）：不专门设立对照组而是将本次试验结果与过去相关研究结果进行比较。历史对照是非随机分组的非同期对照，仅适于非研究因素对研究效应的影响较小的情况。

（6）空白对照：对照组不施加任何干预措施，仅进行观察、记录并与试验组的结局评估进行比较。

3. 盲法

盲法（blind trial），指研究对象和（或）结局的测量者和（或）实验数据分析者，不清楚研究对象的分组情况。盲法是为避免临床试验过程中研究对象、临床效应测量评估者、数据分析人员因为知道分组情况而在疗效评估过程中带来的偏倚。临床试验设计中可采用不同等级的盲法，具体分单盲、双盲和三盲。

（1）单盲：指研究对象不知道自己被分在哪个组，可避免研究对象因为知道被分在哪个组，在干预效果反馈时因主观因素造成的信息偏倚。

（2）双盲：指研究对象和结局评估者均不知道研究对象被分到哪个组，接受什么样的措施。采用双盲试验需有严格的管理制度，确保盲法有效性。需有专人对盲法实施进行监管、保存盲法设计方案、药物编码资料并对这些资料实施严格保密，试验结束并完成数据分析后，才能“揭盲”。

（3）三盲：指研究对象、结局评估者和资料分析与报告者均不清楚具体分组情况，只有临床试验的设计者知晓分组情况。三盲可避免双盲法在资料分析阶段，资料分析者因知道分组情况带来的偏倚。

（四）应用范围

1.临床治疗或预防性研究

用于治疗性或预防性研究，借以探讨某一干预或治疗措施（药物、手术、介入治疗、康复措施、筛查方法等）的确切效果，为正确医疗决策提供科学依据。

2.病因学研究

病因学研究仅针对去除致病因素和/或添加有益因素，进行致病效应的研究，在符合伦理条件下，采用随机对照试验进行因—果效应研究是可行的。

3.其他临床相关研究

随机对照试验还可应用于其他临床相关的系统工程如教育学等。例如，要评价临床医学PBL（problem-based learning method）教育模式与传统医学教育模式的教学效果，可将条件相似的班级随机分配进入任何一组，课程结束后进行短期或长期教学效果的评估。

五、真实世界研究

（一）基本概念

RWS是指针对预设的临床问题，在真实世界环境下收集与研究对象健康有关的数据（真实世界数据）或基于这些数据衍生的汇总数据，通过分析，获得药物的使用情况及潜在获益–风险的临床证据（真实世界证据）的研究过程。RWS相对应的数据资源即真实世界数据（real world data，RWD），是指来源于日常所收集的各种与研究对象健康状况、诊疗及保健有关的数据。RWS研究具有以下特点：①研究的实施地点以及干预条件为真实的临床实践环境；②受试者的选择一般不加特别限制条件；③干预措施和临床实际一样，并可由研究对象和医师进行交流而改变干预方法；④需要良好设计的数据库，并记录研究对象（相对）长期随访结果。

（二）基本原理

RWS 的开展须从临床问题的确定、现有数据情况的评估切入（采用既往回顾性数据或是前瞻性采集数据），进一步到研究设计的选择以及统计分析方法的确定、数据的管理、统计分析、结果解读和评价以及根据需求判断是否加入事后分析（Ad hoc analysis）等步骤。

（三）研究类型

RWS 围绕病因、诊断、治疗、预后及临床预测等相关研究问题展开。RWS研究类型分为非干预性研究和干预性研究。RWS的研究方法包括观察性研究和试验性研究，其中使用最广泛的是观察性研究。

1.RWS实用临床试验

实用临床试验（pragmatic clinical trial/pragmatic trial，PCT）又称实操临床试验和实效临床试验，是尽可能接近真实世界临床实践的临床试验，是介于RCT和观察性研究间的一种研究类型。

2.观察性研究

观察性研究采集的数据接近真实世界，收集的数据关注要点包括：①数据特征；②研究设计和分析；③结果稳健性。同时，观察性研究最主要的局限在于存在各种偏倚、数据质量难以保证、已知或已测和未知或不可测量的混杂因素较难识别等，使得研究结论具有很大的不确定性。

（四）主要应用

1.真实世界数据常见的主要来源

真实世界数据的来源按功能类型主要分为医院信息系统数据、医保支付数据、登记研究数据、药品安全性主动监测和自然人群队列数据等。其他特定功能数据包括公共卫生监测数据、患者随访数据、患者用药数据。

2.数据管理及数据清理

（1）数据管理流程。RWS研究流程管理的核心是加强数据质量，提高研究效率，控制研究成本。研究者可充分利用在线随访功能，提高随访效率和质量；数据点分级管理，保证关键数据收集的准确真实性。

（2）数据清理。数据质控是确保研究数据真实、准确、可靠的关键。主要包括：保证数据源质量，确保数据源信息的完整性和准确性，减少数据源本身的缺失和偏差。采集数据前，制定详细的研究设计方案和分析计划。建立数据采集和录入的标准指南，确保录入数据与数据源的一致性。制定完善的数据质量管理计划，确立关键字段。制定系统质控和人工质控计划，确保数据的真实性、准确性和完整性。数据标准化，建议使用标准化字典。

3.应用范围

基于真实世界的效果研究，数据来源更加广泛，研究者可根据就诊医院的登记信息，纵向与多种机构日常监测、记录、储存的各类健康相关数据（如医保理赔数据库、公共卫生调查与公共健康监测、死亡登记项目等信息）进行整合、优化和标准化，并进行科学分析和解读，从而实现对监测数据和医院不同治疗措施下疾病转归及诊疗全过程的评估。近年来，基于真实世界证据的比较效果研究疾病方面，主要关注的有脑梗死、糖尿病、冠心病、高血压以及胃癌、非小细胞肺癌、乳腺癌等肿瘤；中药方面，关注最多的是疏血通注射液、复方苦参注射液、喜炎平注射液等；西药方面，关注最多的是阿帕替尼、拉帕替尼、紫杉醇等；数据来源方面，主要包括医院信息系统、电子病历、病例注册登记平台、医疗保险数据库、全国人口数据库等。

（五）伦理问题

研究方案要充分考虑伦理要求。在RWS中，研究设计不能建立在以商业推广为目的的基础之上，不能以临床研究名义收集超过研究目的的临床资料。所有涉及人健康的相关研究中，知情同意是最基本、最重要的伦理要求之一，是落实受试者权益保护的关键环节。近年来，基于网络资源和移动设备数据等的RWS研究越来越多，要充分考虑数据管理和隐私保护问题。伦理审查应考虑患者参加该研究的合法权益，应审查患者知情权是否得到充分保障。利益冲突审查最核心的目的是确保参与的研究者和临床医生不应通过药品和器械的真实世界研究获取不合理收入。如药物或医疗器械在使用过程中发生严重不良事件，应及时向国家药品监督管理局报告或研究结果以论文等形式公开发表，并有相应处理措施。

六、筛检或诊断试验评价

（一）基本概念

筛检（screening）是运用快速、简便的检测方法，从健康人群中发现疑似患有疾病的人。筛检的目的是发现高危人群、早期发现可疑患者，从而促进疾病的一级预防和二级预防。诊断试验是从可疑患者中区分真患者的方法，其目的是对患者的病情做出及时准确的判断并服务于后续的随访，监测疾病的转归。

筛检试验和诊断试验的区别在于，筛检试验是用以区别可疑患者与无病者。诊断试验是用来区别患者与可疑有病但实际无病的人。筛检是以健康或表面健康的人为观察对象。诊断试验是以可疑患者为观察对象。筛检试验则应使用简单、价廉的方法；诊断试验常常使用医疗器械或实验室方法，一般花费较高。筛检试验阳性者须作进一步的诊断或干预，而诊断试验阳性者要给予治疗。

（二）评价原理

筛检试验和诊断试验的评价方法基本相同，除考虑安全可靠、简便快速及经济可行外，还要考虑其科学性，即该方法对疾病进行诊断的真实性和价值，其原理是将待检测的诊断方法与选定的“金标准”相比较，从真实性、可靠性和临床收益等方面进行评价。

1. 真实性（validity）

真实性指待评价诊断试验的测量结果与“金标准”测量结果的符合程度。根据待评价诊断方法与金标准各自的检测结果，建立诊断试验四格表。

（1）灵敏度（sensitivity），又称敏感度，是指按“金标准”确诊的病人中诊断试验阳性或异常人数所占的比例。也称为真阳性率（True positive rate），表示诊断试验能将实际有病的人正确地判为患者的能力。

（2）特异度（specificity），是指按“金标准”确定的非患者中待评价诊断方法检测结果也显示为阴性的人数所占的比例。又称为真阴性率（true negative rate），它表示诊断试验能将实际无病的人正确地判为非患者的能力。

（3）假阴性率（false negative rate），又称漏诊率，

是指按“金标准”确定的患者中诊断试验检查为阴性（错误判为非患者）的人数所占的比例。假阴性率与灵敏度之和为1，假阴性率＝1-灵敏度，灵敏度越高，假阴性率越低，反之亦然。

（4）假阳性率（false positive rate），又称误诊率，是指按“金标准”确定的非患者中诊断试验检查为阳性（错误判为患者）的人数所占的比例。假阳性率与特异度之和为1，假阳性率＝1-特异度，特异度越高，假阳性率越低，反之亦然。

（5）约登指数（Youden's index），又称正确诊断指数，表示诊断试验能够正确地判断患者和非患者的能力。约登指数的取值范围从0到1，约登指数越接近于1，诊断试验的真实性越好，反之则越差。

约登指数=灵敏度+特异度-1

（6）似然比（likelihood ratio，LR），是诊断试验的结果在患者中出现的概率与非患者中出现的概率之比。似然比是评价诊断试验真实性的重要综合指标，优点是不受患病率的影响，比较稳定。可分为阳性似然比和阴性似然比。阳性似然比越大的诊断试验，阳性结果的正确率越高。阴性似然比越小的诊断试验，阴性结果的正确率越高。

（7）ROC曲线。如测量值是连续性变量，对每一个可能的诊断阳性界值，都能得到一个如前述的四格表，计算出这些四格表的灵敏度Se和特异度Sp，以假阳性率1-Sp为横轴，以灵敏度Se为纵轴作图，得到的线图即为ROC曲线。

2. 可靠性（reliability）

可靠性又称信度、一致性或重复性，是指在相同条件下重复试验获得相同结果的稳定程度。包括：

（1）变异系数（coefficient of variation，CV），是当诊断试验的结果为计量资料时评价其离散程度的指标。一般要求变异系数应小于10%。

（2）观察符合率，为两名观察者对同一事物的观察或同一观察者对同一事物两次观察结果一致的百分率。适用于诊断试验结果为计数资料时其可靠性的评价。

（3）卡帕值（Kappa value），同样适用于诊断试验结果为计数资料时，是评价计数资料观察符合程度的常用指标。

3. 收益评价

（1）阳性预测值：指筛检或诊断试验中真阳性人数

占试验阳性结果人数的百分比，即试验阳性者中实际有病者的比例，表示诊断试验结果阳性者患病的可能性或概率。

（2）阴性预测值：指试验真阴性人数占试验阴性人数的百分比，即试验阴性者中实际无病者的比例，表示诊断试验结果阴性者未患病的可能性或概率。

（三）研究类型

筛检和诊断试验根据其分组设计可以分为以下3种类型：

（1）单组设计，常用于评价一种新试验的诊断效能，此种研究设计和金标准比较，不专门设立对照组。

（2）平行组设计，常用于比较两种或多种新试验的筛检或诊断效能是否有差异，各试验组分别检测不同的样本人群，所有结果均与金标准结果进行比较，分析各试验的评价指标，并比较不同方法间的筛检或诊断效能是否有差异。此种设计本质是多个单组设计试验的组合，它不仅可评价各新方法的筛检或诊断效能，还能同时比较两种或多种新方法的效能是否有差异。该种设计须先确保不同组别之间均衡可比。

（3）配对设计，应用范围与平行组设计相同，区别在于配对设计中两种或多种试验检测的是同一研究对象，可避免了平行组设计中组间因素分布不均衡导致的偏倚，这样既减小了样本量，又提高了研究准确性。根据有无金标准又分为有金标准的配对设计和无金标准的配对设计。有金标准的配对设计除了可比较待评价试验之间各种指标（如灵敏度、特异度）的差异，还可开展联合诊断分析，进行串联、并联试验的探索。

（四）研究用途

筛检主要用于高危人群和疑似患者的早期筛选，诊断试验则用于患者的早期诊断和预后随访。二者服务于疾病三级预防的不同阶段，对于灵敏度、特异度、经济和人力支出的要求不同，根据不同的用途和目的，可对研究的设计进行调整，比如开展联合试验。联合试验主要有两种方式：平行试验（parallel tests）和系列试验（serial tests）。

（1）平行试验，也被称为并联试验，当筛检或诊断试验包括多个试验因素时，只要有一个试验结果为阳性即认为试验阳性，全部试验为阴性时才认为试验结果为阴性。该试验方法能提高灵敏度、降低特异度。漏掉一个病人会造成严重后果时或要尽量减少漏诊率，则可采取平行试验。

（2）系列试验，也被称为串联试验，当筛检或诊断试验包括多个试验因素时，只有全部试验结果为阳性即认为试验阳性，只要任何一项试验为阴性时即认为试验结果为阴性。该试验方法能提高特异度、降低灵敏度。

七、分子流行病学

（一）基本概念

分子流行病学（molecular epidemiology）是流行病学中的一个分支学科，是阐明疾病与健康状态相关标志（或分子事件）在人群和生物群体中的分布及其影响因素，并研究防治疾病、促进健康的策略与措施的科学。

分子流行病学的“流行病学”指的是利用流行病学研究工具，从流行病学的角度深刻理解分子生物学的种种现象。流行病学方法的价值在于将单纯的实验室观察转化为对不施加任何人为干预的疾病发生发展过程的深刻理解，同时筛选出有重要病因学意义的现象，并阐明这些现象是如何相互作用并最终导致与其具有病因联系的结局事件。

（二）主要应用

分子流行病学的研究内容与范围已十分广泛，涉及医学与生物等众多学科。从流行病学考虑，可归纳为以下主要研究内容。

1.传染病流行规律研究

（1）病原体分析：分子流行病学通过基因水平进行分析，可及时准确查明已知传染病和传染病病原体的有关特点，有助于判断流行环节及制订防治对策。

（2）确定传染源：传统流行病学在判断传染源时，全面考虑到接触史、传染期、潜伏期及病原体血清型。分子流行病学则以基因序列与基因型替代血清型。

（3）查明传播途径：传统流行病学分析传播途径主要根据流行特征、发生传播的条件和检验结果做出判断。分子流行病学采用新的检测技术，能更正确及时查明传播途径。

2.慢性病的病因与致病机制研究

在非传染性慢性病的病因、致病机制、危险因素和易感性方面，随着分子流行病学快速发展，已取得较大进展，尤其在肿瘤、高血压及心脑血管病等疾病的进展更明显。

3.疾病易感性研究

机体对疾病的易感性程度在该病的发生、发展和预后上均具重要意义。传统流行病学通过检测体内某种传染病的特异性抗体水平，判断个体或群体对相应传染病的易感性水平。分子流行病学从基因角度，不但研究传染病对个体的易感性，还深入研究不少非传染性慢性病和遗传性疾病的易感性。

4.疾病防治措施效果评价

采用分子流行病学方法开展疾病防治措施效果评价，包括传染病预防接种效果分析和疾病防治效果及其评价研究等。

（三）研究原理

在分子流行病学研究设计中，先进的生物检测技术与流行病学设计的基本原则与方法都需考虑，因此在分析流行病学实验设计过程中常需明确研究目的，具备一定数量和代表性的研究样本，设置均衡可比的对照组与试验组，质量控制等。

（1）确定研究目的：明确研究目的或科学假设并具备一定的科学依据，已有相应的研究方法解决研究过程中所遇到的问题。

（2）确定研究设计类型：在确定研究设计类型时，应尽量采用样本量低，但能得到可靠的研究结果与结论的研究方法以降低研究费用。描述性流行病学研究方法所需样本数多，结论可靠性较差，在分子流行病学研究中很难广泛采用。分析性流行病学研究方法，尤其基于医院患者开展的病例对照研究，所需样本量较少，结论较为可靠，因此常被采用。干预性实验研究与临床试验具备前瞻性、随机和对照的特点，结论更为可靠，也是分子流行病学研究中常被采用的方法。

（3）确定生物学标志：根据研究目的或假设，选择合适的分子生物学标志。所选标志物应具特异性强，敏感度高和稳定可靠的特点。生物学标志物包括暴露标志（exposure marker）、效应标志（effect marker）和易感性标志（marker of susceptibility）。暴露标志常用于研究危险致病因素及其水平与疾病的关系，效应标志用于研究致病因素暴露后所致的生物效应与疾病的关系，易感性标志用于研究人体易感性在疾病发生发展中的作用。

（4）其他：分子流行病学将宏观研究与微观研究方法有机结合起来，在研究设计过程中仍会存在一些问题，如当研究环境因素及行为因素等在疾病发生发展的影响时，应充分考虑到机体遗传因素或易感性与环境等体外因素的交互作用，否则会产生研究结果的偏倚，得出错误的结论。应通过采用遗传标志与易感性标志的检测，以便全面分析人体内、外诸多因素在参与疾病发生发展中的真实作用。

在生物学标志检测中，可因试剂、仪器、操作者或实验方法等原因，产生各种误差。人群中存在生物学上的异质性；即使同一名受检者，在不同时间也会表现生物学上的变化。因此在设计中应该引起注意，尽量减少或避免有关误差与偏倚。通过预试验，可以评价检测方法的可靠性，有利于及时纠正一些有关误差与偏倚。动物实验能较好控制某些影响因素，又便于连续性采样和进行动态观察，故在设计中还可考虑辅以必要的动物实验研究，有时可收到更好研究效果。此外，设置标准对照、空白对照、重复对照和重复试验，均有利于控制生物学标志检测中有关误差与偏倚，提高检测质量。

第三章

研究方案的制定和统计分析

流行病学研究的目的是预防和控制疾病的发生发展，维护和促进人群健康。为此，必须找到一些影响疾病发生发展的因素，针对这些因素采取针对性的有效措施，才能发挥预防和控制作用。根据流行病学的原理，用于肿瘤病因防控的研究方法主要以观察法为主，包括现况调查、病例对照研究和队列研究等。此外，筛检和诊断试验在评价肿瘤筛查和诊断方法的价值方面也具有重要作用。

一、现况调查

在肿瘤相关的防控研究中，研究者常先通过现况调查收集、核对、整理、归纳资料，继而客观描述肿瘤在人群、时间和地区的分布特征，并通过比较、初步分析这些特征存在差异的原因，提出进一步的研究方向和初步防控对策。现况调查的主要研究方案和实施步骤如下。

（一）明确研究目的

确定调查目的是现况调查的第一步，也是关键的一步。根据研究所提出的问题，明确该次调查所要达到的目的，比如，是要描述肿瘤的三间分布特征还是要寻找肿瘤相关危险因素的线索，发现高危人群；是要进行肿瘤的“三早”预防（早发现、早诊断、早治疗）；还是要评价肿瘤防治措施的效果。然后根据研究目的确定是用普查还是抽样调查方法。

确定调查目的需要做许多准备工作，只有充分掌握背景资料，了解该问题现有的知识水平、国内外研究进展，才能阐明该研究的科学性、创新性和可行性，才能估计其社会效益和经济效益。

（二）确定调查对象

能否根据研究目的正确选择研究对象，直接关系到研究结果的真实性，因此在设计中首先要根据研究目的确定研究对象。如为进行肿瘤的“三早”预防，则可选择高危人群；如为研究某些相关因素与肿瘤的关联，则要选择暴露人群或职业人群；如为获得肿瘤的三间分布资料或确定某些生理生化指标的参考值，则要选择能代表总体的人群；如为评价肿瘤防治措施的效果，则要选择已实施了该预防或治疗措施的人群。选择调查对象时还要结合实际，考虑在目标人群中开展调查的可行性，例如经费来源、是否便于调查等。

（三）确定调查类型和方法

调查类型的确定应以调查目的为依据。如为进行肿瘤的“三早”预防，则可选择普查；如为了解某种肿瘤的患病率，则采用抽样调查。同时，还要考虑现有人力、物力和财力，权衡利弊后再作决定。其中，普查即全面调查，是为了解某人群健康状况或某疾病的患病率，或制定某生物学检验标准，在特定时间内对特定范围内（某一地区或具有某种特征）人群中每一成员所做的调查或检查。实际工作中，常受到人力、物力、资源和时间等条件限制，难以针对所有对象开展普查，因而采用从研究对象总体中通过抽样方法选取一定数量对象构成样本，然后从样本推论总体，即为抽样调查。

常用调查方法有面访、信访、电话访问、自填式问卷调查、体格检查和实验室检查等。近年来，随着网络普及还出现了网上调查等新调查方法。如调查对象地理位置集中且文化水平较高，则选用自填式问卷调查，效果较好，并能节省人力、物力和时间；如所调查人群电话普及率高，则可电话访问；如调查对象极其分散，则信访调查比较合适；如调查要求高，所调查内容需经被调查者当面核实，或调查内容有现场观察部分，则面访更合适。

(四)估计样本含量

样本大小是在设计任何一项现况研究时都须注意的问题，样本太大或太小都不适宜。样本量估算方法主要有3种：①经验法，即根据前人研究结果总结的经验或参考目前已发表同领域质量较高文献从而估算大概样本例数，该法较为粗略；②查表法，即根据已知条件查样本量估计表确定样本含量，但易受列表限制；③计算法，即根据确定条件代入专用样本量计算公式计算样本含量，该法便于掌握，也最常用。

决定现况调查样本量大小的因素主要包括：①总体的疾病患病率π：π越小，所需的样本含量越大；反之则可越小。②对调查结果精确性的要求：精确性要求越高，即允许误差（d）越小，所需样本就越大；反之则可越小。③显著性水平（α）：α越小，样本量越大，α通常取0.05或0.01。

具体样本量和抽样误差的计算公式可查阅相关统计书籍。此外，R语言、Sample Power及PASS等统计软件均可用于样本量估计。

（五）研究变量的确定和调查问卷的设计

1.确定研究变量

现况调查的目的确定后，在实施过程中需将待研究问题进一步具体化，即转化成一系列可测量的研究变量。研究变量可分为人口学资料（包括年龄、性别、职业、文化程度、民族、住址），疾病指标（包括死亡、发病、现患、伤残、生活质量、疾病负担等），以及相关因素（主要是指某些可能与研究疾病相关的特征，例如吸烟、饮酒、经济收入、饮食习惯、家族史等）。对研究的任何一个因素或变量，都应有明确定义，尽量采用标准问卷、规范定义、国际或国内统一诊断标准。

对调查项目还应选择合适的测量尺度，尺度设定应适于研究目的，既要实际可行又能提供较丰富信息。如规定经济收入的测量尺度，“您的月收入是：1000元以下、1000—1999元、2000—2999元、3000—3999元、4000—4999元和5000元及以上”。尺度的划分要宽窄合适，并能包括所有可能出现的情况，如设“不记得”“其他”等选项。

2.调查问卷的设计

研究变量通过调查表具体体现。调查表又称问卷

(questionnaire)，是流行病学研究获得原始资料的主要工具之一。通过调查表收集到的信息质量可直接影响整个调查研究工作的质量。因此，拟定出质量优秀的调查表是保证流行病学调查结果真实可靠的基本条件。

(1) 问卷编制的步骤：设计问卷一般按以下步骤进行。首先，根据研究目的确定的调查内容归纳为一系列变量，再将每个变量设置成各个指标，然后将各个指标根据调查对象不同而使用相应语言，草拟出调查表上的项目，即问题和答案，形成调查表初稿，之后通过预调查和修改，对调查项目进行筛选，最后对调查表做出信度和效度评价。

a.准备阶段：在准备阶段，需确定调查的主体范围和调查项目，将问卷涉及的内容列出一个提纲并分析这些内容的主次和必要性。在此阶段应充分征求各类相关专业人员的意见，使问卷内容尽可能完备和切合实际需要。

b.问卷的初步设计：在这一阶段，主要确定问卷结构，拟定编排问题。问卷一般包括题目、调查与填表说明、问卷主体内容和质量控制项目4个部分。

首先可根据研究目的写出说明信，在说明信里交代调查的主办单位或个人身份、研究的目的和意义、匿名保证及致谢等。此外，有的问卷通常还把填答问卷的方法、要求、回收问卷的方式和时间等具体事项写进说明信中。

之后开始初步设计主体部分。根据要调查的内容，按照问卷设计的基本原则列出相应问题，并考虑问题的提问方式，再对问题进行筛选和编排。对每个问题，要注意考虑是否必要、答案是否全面与合理。有时，需要针对某些较特殊的问题做出特定指示，如“可选多个答案”“请按重要程度排列”“若不是，请跳过10~14题，直接从15题开始答起”等。总之，问卷中每一个有可能使回答者不清楚、不明白、难以理解的地方，一切有可能成为回答者填答问卷障碍的地方，都要给予更详细的填写说明。

最后是调查表的质量控制项目，如调查员姓名、调查日期等内容。

须注意的是，在编制调查表时，同时需要编制知情同意书，入组对象签署知情同意书后方可进行调查。知情同意书需包括以下几个方面的说明：研究背景介绍、研究目的、研究过程和方法、研究可能的受益、研究风险与不适、隐私问题、费用和补偿、本研究联系人及联系方式、知情同意签字等。

c.试用及修改：初步设计出来的问卷需在小范围内多次试用和修改，即事先评估一下设计的问卷中哪些不合理，哪些问题不明确，选择答案是否合适、有无遗漏，问题的顺序是否符合逻辑，回答时间是否合适等。之后，针对问卷存在的问题，对问卷进行有效修改和完善。

d.信度、效度评价：为了提高调查问卷的质量，进而提高整个研究的价值，问卷的信度和效度分析是研究过程中必不可少的重要环节。信度和效度分析的方法包括逻辑分析和统计分析，信度的统计分析标准有重测信度、分半信度和内部一致性信度；效度的统计分析标准有内容效度、结构效度和标准关联效度。

（2）问卷调查的质量控制：①预调查：通过让一小部分人试做调查表，找出调查表存在的错误或歧义，从而进行修改，明确最终较理想的问卷调查表。②建立问卷填写指导语：问卷开头部分可简要说明问卷调查内容、意义和填写方法。如是面对面调查或调查对象集中调查，可口头上对被调查者进行填写指导，以提高被调查者对问卷的理解程度，从而冷静、准确地填写问卷。③调查员：调查员必须明确问卷目的和熟悉问卷内容，且能选择合适的地点、时间与调查对象接触。调查员还需具备良好的人际沟通能力和应变能力。因此调查员的选择需慎重，培训需到位。采用统一调查和检测标准，避免测量偏倚的产生。④取得调查对象的信任与合作：调查员要亲切且有礼貌，表达清晰；调查内容能引起被调查者的兴趣。如入户调查，最好由调查对象熟悉的人带领或引见调查员。

（六）资料收集、整理及分析

1.资料的收集

一般有3种方法：第一种是通过实验室测定或检查来获得，如血糖、血脂的测定等；第二种是通过调查表对研究对象进行调查，获得暴露或疾病的资料；第三种是利用常规资料。具体可采用：①常规登记和报告：利用疾病报告登记、体检记录、医疗记录或其他现有的有关记录资料；②专题询问调查和信函调查：根据调查目的和疾病种类制定调查表。调查中应注意调查对象的"无应答率"。一般认为"无应答率"不得超过30%，否则样本的代表性差；③临床检查及其他特殊检查的有关资料：收集各种医学检查数据和为特殊目的进行的检查，例如入学和入伍前体检等。

2.资料的整理

现况研究结束后首先应对原始资料逐项进行检查与核对，以提高原始资料的准确性、完整性，同时应填补缺漏、删去重复、纠正错误等，以免影响调查质量。接下来按照卫生统计有关技术规定及流行病学需要整理原始资料，如组的划分、整理表的拟订，以便进一步分析计算。现况研究通常只是在某一特定时点或特定时期内对特定人群进行调查来收集该人群中某一个体的暴露与疾病的资料，在资料分析时则可进一步将人群分为暴露人群和非暴露人群，或不同水平的暴露人群，比较分析各组间疾病患病率与健康状况的差异；也可将调查对象分为患病组和非患病组，评价暴露与疾病的联系。

3.疾病特征的分析

现况调查中常用的指标是患病率。除患病率外，现况研究中还常用到感染率、病原携带率、抗体阳性率、某因素的流行率（如吸烟率）等指标，这些率的计算方法与患病率相似。此外还可能用到一些比、构成比等指标，如性别比、年龄构成等。需要按照研究对象不同的人群特征、地区特征和时间特征进行分组，计算和比较某种疾病的患病率，并应用正确的统计学分析方法检验不同组间的差异。

在计算出上述的各种率以后，还要计算率的标准误，以估计率的抽样误差。

4.暴露因素与疾病关联的分析

根据暴露因素的有无或暴露程度分组，比较某种肿瘤的患病率或某数值变量的均值。也可通过单因素分析和多因素分析来获取OR等指标，估计暴露与疾病的关联强度。要注意：现况调查一般只能为进一步的分析性流行病学研究（如队列研究及病例对照研究等）提供病因线索，不能做因果关联分析。

二、队列研究设计

队列研究作为由因至果的设计方法，对检验病因假设的证据强度更高，本指南主要阐述一般人群队列研究的设计方案和统计分析思路。队列研究包括基线调查、随访调查、临床信息收集与生物样本库建设，了解这一过程各环节的内容，以及各环节之间的关系，才能做好队列的设计和实施工作。

在队列具体设计与实施之前，首先需要明确研究因素和研究结局。正如前文所示，现代大型自然人群队列常在基线时期收集多类型暴露因素，以期能够验证多种暴露因素与结局的关系。如是专病队列建设，常事先通过阅读文献、专家研讨等，确定并收集多种与疾病发生发展相关的暴露因素，如职业暴露、吸烟饮酒药物服用等生活行为方式、环境暴露（PM2.5等）以及一般人口学信息等。

结局变量也叫结果变量，是指随访观察中将出现的预期结果事件，也即研究者期望追踪观察的事件。队列研究的优点之一是可收集多种结局资料，提高队列研究的效率。

（一）基线调查

1.确定研究现场与研究人群

（1）确定研究现场。由于队列的随访时间长，因此，队列对于研究现场的要求：①要有足够数量的符合条件的研究对象。由于建立的是队列，对那些发病率较低的疾病，单个中心常样本量较小。因此，开展多中心队列，不仅能扩大样本量，多中心设计也让研究结果的外推性、代表性更好。②选取诊疗能力较强、医疗卫生条件较好、文化教育水平较高的地方。

（2）确定研究人群。研究人群需要经过纳入排除标准（简称“纳排标准”）的筛选。

纳入标准是指依据研究目的及实施的可行性所确定的纳入研究对象需要符合的标准。通俗来讲，就是研究对象应满足什么条件。纳入标准是对研究对象特征的详细说明。排除标准是指在一些个体符合纳入标准后，仍然存在不适合作为本研究的研究对象需设置标准加以剔除。确定研究人群之后，需要进一步确定入组对象的样本量大小。

2.开展基线调查

队列研究中的基线调查，是对队列成员的一次横断面调查。

可将队列基线调查分为以下几个步骤：前期准备、现场调查。前期准备包括：建设场地设备、准备试剂耗材、设计基线问卷、打印样本标签等；现场调查包括：预调查和正式调查。

（1）建设场地设备。场地设备的建设是决定基线调查能否运转的基础。

队列的场地可分为：问卷问询场地及样本处理场地。问卷问询场地，最好选择安静、无他人打扰的环境，保证问询过程不受干扰。样本处理场地，需选择与样本收集较近的地方，比如医疗机构内的实验室，保证收集后能及时处理样本。

队列的设备最好是专门用于本队列的建设。以下罗列了队列基线调查现场所需的主要设备及其用途，主要用于样本的处理、存放及转移，问卷问询等（表1）。

表1　队列基线调查所需设备清单

序号	设备名称	用途
01	4℃ 冰箱	暂存全血
02	-80℃冰箱	保存血浆、组织、粪便样本及尿样等
03	-20℃冰箱	保存白细胞、红细胞等
04	低速离心机	外周血离心
05	液氮罐	保存组织
06	高速离心机	血浆二次离心
07	实验操作台（桌）	放置离心机，开展样本处理工作
08	塑料架及塑料板	放置采血管、冻存管
09	1000 μl微量移液枪	精确吸取标本
10	医疗废弃物回收桶	放置废弃物
11	大泡沫转运盒及干冰	转运血浆及血细胞
12	标签打印机	打印生物样本的标签
13	办公室打印机	临时打印相关纸质文档
14	电话机	打随访电话
15	笔记本电脑	现场登记成员信息

续表

序号	设备名称	用途
16	平板电脑	用于问卷调查

（2）准备试剂耗材。基线调查试剂耗材准备主要用于问卷问询及样本处理两个方面（表2）。

表2 队列基线调查所需试剂耗材清单

序号	耗材名称	用途
01	EDTA抗凝采血管	外周血采集
02	2 ml冻存管(3种颜色)	血成分冻存(血浆、血清、血细胞)、组织冻存
03	粪便采集管	粪便采集
04	尿液采集管	尿液采集
05	试管架(4×5或3×5)	采血管暂存
06	塑料吸管	吸取血成分进行分离
07	100孔塑料冻存盒	保存2 ml冻存管
08	记号笔	在管子上写姓名、编号
09	签字笔	现场调查用
10	标签纸和色带	标记样本
11	橡皮筋	扎标签纸
12	文件袋	按单位分装标签，防止脱落和混淆

（3）设计基线问卷。在研究对象选定之后，必须详细收集每个研究对象在研究开始时详细的基本情况，包括暴露的资料及个体的其他信息，这些资料一般称为基

线资料或基线信息（baseline information）。基线资料一般包括待研究暴露因素的暴露状况，疾病与健康状况，年龄、性别、职业、文化、婚姻等个人状况，家庭环境、个人生活习惯、家族疾病史，以及其他疾病相关的暴露因素等。

基线问卷的设计与应用可参照现况调查的问卷设计。

（4）打印样本标签。队列的基线调查会涉及采集研究对象的外周血、组织、粪便、尿液等生物标本。因此，生物标本的管理也是基线调查的重要组成部分。样本编号是管理生物样本的重要一环。样本编号应该遵循以下几个原则：①按照统一制式进行样本编号；②样本编号应当一目了然地展示样本类型及顺序；③最好能够按照顺序进行编号，便于后续管理；④样本编号不宜过长，烦冗；⑤不宜出现连字符等标点符号；⑥预留足够长的数字，以供大样本量使用。

进行了样本编号之后，需要进行样本标签的打印。标签纸的选择应当考虑到不易掉、耐低温、墨水打印后不易磨损，在此基础上如果能加入现代信息化的方法，将会使得后续的管理更加便捷，比如将样本标签同时以二维码或者条形码的方式展示。

在调查现场，一般将标签贴在空管上，按照顺序摆放。成员入组后，再按照其入组顺序，依次将生物样本装入贴好标签的空管中，并在后台将个人信息与样本编号一一对应，保证不会发生错号。调查员应当反复检查是否有错号、漏号的情况。

（5）基线调查。正式基线调查主要包括签订知情同意书、基线问卷问询、样本收集、处理及保存几个步骤。

a.签订知情同意书：正式的调查需征得研究对象的知情同意，方可进行基线问卷的问询和样本收集工作。

b.基线问卷问询：基线问卷问询可以采用纸质问卷、电子问卷的方式进行。纸质问卷可及性、灵活性较好，对调查对象也比较友好，但是会存在容易漏项、不易保存、需要重新录入的缺点。电子问卷无须重新录入、容易保存、便于后期整理、不存在跳项漏项等问题，且可以结合录音溯源，便于质控。电子问卷还可以及时上传，便于后期定期随访、系统管理等。

调查员在正式问询前应当进行严格统一的培训，掌握统一的方法和技巧，避免诱导性询问、正确填写问询内容等。

c.样本收集处理及保存：样本收集处理及保存需要按照标准处理流程进行操作。

基线调查应当在正式调查前准备好调查员手册，并进行流程培训。注意各个环节的衔接，有条不紊地进行，在实际工程中找到高效的运转机制，并且需要专人专职负责队列基线调查的工作，方能保证质量及数量。

（二）长期随访

研究对象的随访（follow up）是队列研究中一项十分艰巨和重要的工作，随访的对象、内容、方法、时间、随访者等都与研究质量直接相关，因此，应事先计划、严格实施。

1.随访对象与方法

所有入组的研究对象，都应采用相同方法同等随访，并坚持追踪到观察终止期。对失访者需行补充随访，未能追访到应尽量了解原因，以便进行失访原因分析。同时可比较失访者与继续观察者的基线资料，以估计可能导致的偏倚。

随访方法包括对研究对象直接面对面访问、电话访问、自填问卷、定期体检，甚至可基于信息化登记系统的数据进行随访，比如当地死亡登记系统、肿瘤登记系统、医保数据、慢性病登记系统等。

2.随访内容

一般与基线资料内容一致，但随访收集的重点是结局变量，具体项目视研究目的与研究设计不同。将各种随访内容制成调查表在随访中使用，并贯彻始终。有关暴露状况的资料也需不断收集，以便及时了解变化。

3.观察终点

观察终点（end-point）是指研究对象出现了预期结果，达到了这个观察终点，就不再对该研究对象继续随访。一般情况下，观察终点可以是疾病复发或死亡，但也可以是某些指标变化，根据研究目的的不同设计。在队列研究中，一般将观察终点设置为死亡。

4.观察终止时间

观察终止时间是指整个研究工作截止时间，也即预期可得到结果的时间。终止时间直接决定观察期长短，而观察期长短是以暴露因素作用于人体至产生疾病结局的时间，即潜伏期（或潜隐期）决定；另外，还应考虑所需观察人年数。要在考虑上述两个因素基础上尽量缩短观察期，以节约人力物力，减少失访。

5.随访间隔

队列的随访间隔应根据疾病进展速度及研究目的设置。比如肺癌的疾病进展速度较快，想观察某暴露因素与肺癌转移/复发的关系，应将随访间隔设置在1年左右，密切追访。

（三）资料整理与分析

1.结局发生率的计算与比较

计算结局事件的发生率是队列研究资料分析的关键，根据观察队列的特点，可选择计算不同的指标。因为队列研究常用于检验病因假设，结局发生率即为发病率，下面以此为例介绍其计算方法。固定队列和动态队列的研究资料可分别整理成表3和表4形式。

表3　固定队列研究资料归纳整理表

组别	发病人数	未发病人数	合计	累积发病率
暴露组	a	b	$a+b=n_1$	a/n_1
非暴露组	c	d	$c+d=n_0$	c/n_0
合计	$a+c=m_1$	$b+d=m_0$	$a+b+c+d=n$	m_1/n

表4　动态队列研究资料归纳整理表

组别	发病人数	人时数	发病密度
暴露组	A_1	PT_1	A_1/PT_1

续表

组别	发病人数	人时数	发病密度
非暴露组	A_0	PT_0	A_0/PT_0
合计	A	PT	A/PT

（1）累积发病率（cumulative incidence，CI）。当研究人群的数量较多，人口比较稳定（即固定队列），无论发病强度大小和观察时间长短，均可计算研究疾病的累积发病率，即以整个观察期内的发病人数除以观察开始时的人口数。观察时间越长，则病例发生越多，所以本指标表示发病率的累积情况。报告累积发病率时必须说明累积时间的长短。

$$累积发病率 = \frac{观察期内发病人数}{观察开始时的人口数} \times k$$

（2）发病密度（incidence density，ID）。观察时间比较长的队列研究，很难做到研究人口的稳定。当观察人口不稳定，观察对象进入研究的时间先后不一以及各种原因造成研究对象在不同时间失访等均可造成每个研究对象被观察的时间不一样，这样的队列即为动态队列。此时以总人数为单位计算发病率不合理，因为提早退出的研究者若能坚持到随访期结束，则仍有发病可能。需以观察人时（person time）即观察人数与观察时间的乘积为分母计算发病率。以人时为单位计算出来的发病率带有瞬时频率性质，即表示在一定时间内发生某病新病例的速率，称为发病密度。最常用的人时单位是人年（person year），如10个人年是指10个研究对象被观察1年或1个研究对象被观察10年。关于人年的计算请参阅相关统计书籍。

$$发病密度=\frac{观察期内的发病数}{观察人年数}\times k$$

2. 显著性检验

队列研究中暴露组与非暴露组发病（或死亡）率的比较需作统计学显著性检验。当研究样本量较大，样本率的频数分布近似正态分布，此时可应用正态分布的原理来检验率的差异是否具有统计学意义，即用Z检验法来检验暴露组与非暴露组之间发病率（或死亡率）的差异。也可用四格表资料的χ^2检验。如发病（或死亡）率比较低，样本量较小时，可用直接概率法、二项分布检验或Poisson分布检验。

3. 关联强度估计

若暴露组与非暴露组发病（或死亡）率的差异有统

计学意义，说明暴露与疾病发病（或死亡）有关联，可进一步估计暴露与发病（或死亡）之间的联系强度，即评价暴露的效应。常用的效应测量指标如下：

（1）RR。RR是反映暴露与发病（或死亡）关联强度最常用的指标，也叫率比（rate ratio，RR）或危险度比（risk ratio，RR），是暴露组和非暴露组的发病（或死亡）率之比。

$$RR = \frac{I_1}{I_0}$$

式中I_1和I_0分别代表暴露组和非暴露组的发病（或死亡）率。RR表示暴露组发病（或死亡）的危险是非暴露组的多少倍。RR=1表示两组的发病（或死亡）率没有差别；RR>1表示暴露组的发病（或死亡）率高于非暴露组，暴露可增加发病（或死亡）的危险性，暴露因素是疾病的危险因素；RR<1表示暴露组的发病（或死亡）率低于非暴露组，暴露可减少发病（或死亡）的危险性，暴露因素是疾病的保护因素。

由样本资料计算出的RR是一个点估计值，常采用Woolf法计算RR的95%可信区间（confidence interval，CI），估计其总体范围，计算公式为：

$$\ln RR95\%CI = \ln RR \pm 1.96\sqrt{Var(\ln RR)}$$

Var(ln RR)为RR自然对数的方差，

$$Var(RR) = \frac{1}{a} + \frac{1}{b} + \frac{1}{c} + \frac{1}{d}$$

取lnRR95%CI的反自然对数值即为RR95%CI。

RR95%CI不包括1时，说明暴露与疾病的关联有统计学意义。

（2）AR。AR又叫特异危险度、率差（rate difference，RD）和超额危险度（excess risk），是暴露组发病（或死亡）率与非暴露组发病（或死亡）率相差的绝对值，说明发病（或死亡）危险特异地归因于暴露因素的程度，即由于暴露因素的存在使暴露人群发病（或死亡）率增加或减少的程度。

$$AR = I_1 - I_0$$

由于 $RR = \frac{I_1}{I_0}$，$I_1 = RR \times I_0$

所以 $AR = RR \times I_0 - I_0 = I_0(RR - 1)$

同样，归因危险度也是一个样本的点估计值，可以计算AR的95%CI。

$$AR95\%CI = AR \pm 1.96\sqrt{\frac{a}{N_1^2} + \frac{c}{n_0^2}}$$

RR和AR都说明暴露的生物学效应，即暴露的致病作用有多大，但其意义却不同。RR说明暴露者与非暴露者比较发生相应疾病危险的倍数，具有病因学的意义；AR则是暴露人群与非暴露人群比较，所增加的疾病发生率，亦即如果消除该暴露因素，就可减少这个数量的疾病发生，它在疾病预防和公共卫生学上的意义更大。

（3）人群归因危险度百分比（population attributable risk percent，PARP，PAR%）。人群归因危险度百分比也称人群病因分值（population etiologic fraction，PEF），是指总人群发病（或死亡）率中归因于暴露的部分占全部发病（或死亡）率的百分比。PAR%的计算式如下：

$$PAR\% = \frac{I_t - I_0}{I_t} \times 100\%$$

或

$$PAR\% = \frac{P_e(RR - 1)}{P_e(RR - 1) + 1} \times 100\%$$

式中P_e表示人群中具有某种暴露因素者的比例。PAR%既与反映暴露致病作用的RR有关，又与人群中暴露者的比例有关，说明暴露对全人群的危害程度。如某种暴露是某疾病的一个重要病因，即RR较大，但在人群中的暴露率很小，则PAR%也会较小。

三、病例对照研究设计

病例对照研究是分析流行病学最基本、最重要的研究类型之一，在病因及流行因素的探索、临床疗效评价、疾病预后研究以及干预措施与项目评价等有广泛应用。

病例对照研究中，首先应根据现况调查情况或疾病分布特点及已知相关因素，在广泛查阅文献基础上，明确研究假设和研究目的。其中，研究因素是研究者感兴趣的与所研究疾病或其他结局事件有关的暴露因素，包括较明确的病因因素、可疑的病因因素以及可能的混杂因素等，应尽可能采取国际或国内统一标准对研究因素进行定义。

（一）选择病例和对照

1.病例选择

病例是指患有所研究疾病且符合研究入选标准的人。病例选择的基本原则有两个：①代表性：选择的病例应足以代表产生病例的源人群（即产生这组病人的目标人群）中的全部病例；②诊断明确：必须对所研究疾病的诊断标准做出明确规定，所有病例都应符合严格诊断标准。病例选择类型一般包括新发病例、现患病例和死亡病例。其中，以新发病例为佳，提供的信息相对较准确。同时，病例既可来自医院，也可来自社区。

2.对照选择

在病例对照研究中，对照的选择常比病例更为复杂和困难。对照必须是未患所研究疾病的人，即按照所研究疾病的诊断标准判定的非患者。选择对照应遵循两个原则：①代表性，即所选择的对照应能代表目标人群暴露的分布情况，最好是全人群的一个无偏样本，或产生病例的源人群中全体未患该病人群的一个随机样本；②可比性，指除研究因素（暴露因素）以外，其他有关因素在病例组与对照组间的分布应一致。

选择对照时主要采取匹配与非匹配两种方式。匹配是指所选择的对照在某些因素或特征上与病例保持一致，从而去除这些因素或特征对研究结果的干扰，更准确地说明所研究因素与疾病的关系，提高研究效率。根据匹配方式不同，可将匹配分为成组匹配和个体匹配两种形式。对照的来源主要包括以下几个。

（1）同一或多个医疗机构中其他疾病的患者：实际工作中常用这种对照。优点为易于选取，比较合作，且可利用档案资料，但代表性较差，易产生偏倚。同时，对照一般不应患有与所研究疾病有已知共同病因的疾病。

（2）社区人群：社区中非该病病例或健康人，优点是代表性强，避免一些选择偏倚。

（3）病例的朋友、亲属或邻居等：这种对照易选且较合作，但代表性较差。当需要排除某些环境或遗传因素对结果的影响时，这种对照具有一定优势。

（二）获取研究因素的信息

病例对照研究中研究因素的收集方法主要利用专门设计的调查表进行询问获取所需信息，因此，调查表设计非常重要。有时也可采用查阅档案、医疗记录、报告登记资料、采样检测等，作为询问调查的补充。

需注意的是，病例和对照的信息来源和收集方法应相同，使用同样的调查表，询问同样的问题。在调查过程中，确定调查变量的数目和每个变量的明确定义是首要问题。与研究目的有关的变量一个也不能少，应尽量细致和深入，反之，与目的无关的变量一个也不要。每个变量尽量采用国际或国内通用标准，便于交流和比较。

质量控制应贯穿研究全过程，包括研究目的确定、病例和对照的选择、调查表设计、调查过程等。例如调查过程中，可抽取一定比例的研究对象进行重复调查，通过两次调查的一致性评价调查的可靠性。

（三）资料整理和分析

在对所收集到的资料进行全面检查与核实，保证资料完整和正确基础上，对原始资料进行分组、归纳或编码输入计算机，建立数据库。

1.统计描述

首先对病例组和对照组的一般特征进行描述，如性别、年龄、职业、居住地、疾病临床类型等特征在两组的分布情况，一般以均数或构成比表示。另外，应简要描述病例对照来源、选择方法、调查工作的质量等。应用匹配的病例对照研究还应描述匹配因素的频数比例。

2.均衡性检验

对病例组和对照组的某些基本特征（如影响结果的混杂因素等）进行均衡性检验，常采用t检验、χ^2检验等，以评价两组可比性。对两组间差异确有统计学意义的因素，在后续分析时应考虑其对研究结果可能的影响并加以控制。

3.统计推断

统计推断是指对可疑的暴露因素进行一系列分析。

首先应进行统计学检验，分析暴露因素与疾病之间是否存在统计学意义的关联，然后再通过OR等评价暴露因素与疾病之间的效应值。

（1）非匹配或成组匹配设计资料的分析。将病例组和对照组按某个因素暴露史的有无整理成四格表的模式（表5），进行该暴露因素与疾病之间关联性及其关联强度分析。

表5　非匹配或成组匹配病例对照研究资料分析表

暴露因素	病例组	对照组	合计
有	a	b	m_1
无	c	d	m_0
合计	n_1	n_0	T

a.暴露与疾病关联性分析。检验病例组某因素的暴露率或暴露比例（a/n_1）与对照组（b/n_0）之间的差异是否具有统计学意义，如果两组某因素暴露率差异有统计学意义，说明该暴露与疾病存在统计学关联。检验此假设一般采用四格表χ^2检验。

$$\chi^2=\frac{(ad-bc)^2T}{m_1m_0n_1n_0}$$

当四格表中一个格子的理论数大于1但小于5，总例数大于40时，用校正χ^2检验：

$$\chi^2_{校} = \frac{(|ad - bc| - T/2)^2 T}{m_1 m_0 n_1 n_0}$$

b.关联强度分析。关联强度分析的目的是推断暴露因素与疾病关联的密切程度，是病因学研究中资料分析的核心内容。在病例对照研究中，可通过计算OR来进行关联强度的分析。OR是指病例组某因素的暴露比值与对照组该因素的暴露比值之比，反映了病例组某因素的暴露比值为对照组的若干倍。

从表5可见，病例组暴露的概率为a/n_1，无暴露的概率为c/n_1，两者的比值（odds）=（a/n_1）/（c/n_1）=a/c。同理，对照组暴露与无暴露的比值=b/d。则：

$$OR = \frac{a/c}{b/d} = \frac{ad}{bc}$$

不同患病率和发病率情况下，OR与RR有差别。一般而言，如疾病发病率较低，所选病例和对照代表性好，则OR接近于RR。有报道，当发病率低于5%，OR可较好反映RR。

OR是估计或近似估计的相对危险度，指暴露组的疾病危险性为非暴露组的多少倍。OR的数值范围为从0到无限大的正数，其数值大小的意义与RR相同。

c.OR可信区间的计算。OR值是一个样本的点估计值，它不能反映总体的OR值，故需用样本OR推测总体OR的所在范围。通常可按一定的概率（通常为95%，也称可信度）来估计总体OR的范围，即可信区间（confidence interval，CI），来估计总体OR的范围，其上下限数值称可信限。

目前主要采用Woolf氏自然对数转换法和Miettinen氏卡方值法计算OR的95%CI。

Woolf氏自然对数转换法：

$$\ln OR95\%CI = \ln OR \pm 1.96\sqrt{Var(\ln OR)}$$

Var(ln OR)为OR的自然对数的方差，

$$Var(\ln OR) = \frac{1}{a} + \frac{1}{b} + \frac{1}{c} + \frac{1}{d}$$

取ln OR95%CI的反自然对数值即为OR95%CI。

Miettinen氏卡方值法：

$$OR95\%CI = OR^{(1 \pm 1.96/\sqrt{\chi^2})}$$

计算时一般用不校正的χ^2值，也可用χ^2_{MH}。

（2）个体匹配设计资料的分析。以1∶1个体配对的病例对照研究为例，根据每一个病例与其对照构成的每个对子的暴露情况，将资料整理为表6形式。

表6　1：1配对病例对照研究资料整理模式

对照	病例		合计
	有暴露史	无暴露史	
有暴露史	a	b	a+b
无暴露史	c	d	c+d
合计	a+c	b+d	T

a.暴露与疾病有无关联。用 McNemar χ^2 检验公式计算：

$$\chi^2 = \frac{(b - c)^2}{(b + c)}$$

当b+c<40或有理论数小于5但大于1时用校正公式：

$$\chi^2 = \frac{(|b - c| - 1)^2}{(b + c)}$$

b.计算OR及其95%CI

$$OR = \frac{c}{b}$$

OR95%CI的计算同非匹配的病例对照研究。

四、筛检或诊断试验的研究设计

筛检是运用快速、简便的检验、检查或其他措施从外表健康的人群中识别那些可能患病的个体或具有患病风险的个体的方法。既可是问卷，体格检查、内镜与X线等物理学检查，也可是细胞学或生物大分子标志物检测技术。

诊断是医务人员通过详尽的检查及调查等方式收集信息，经过整理加工后对患者病情进行基本认识和判断，诊断是把病人与可疑有病但实际无病者区别开来。用于诊断的各种检查方法称为诊断试验。不仅包括各种实验室检查，也包括病史、体检所获得的临床资料、超声诊断等公认的诊断方法。诊断时利用这些资料和技术标准对患病和未患病做出确切结论。

筛检和诊断是疾病防治过程的不同环节。筛检是在“健康”人群中将那些处于疾病风险、临床前期或临床期但表面健康的病人同那些真正无病的人区别开来。对于筛检出“有病”的人，需进一步诊断来确诊。筛检试验和诊断试验的目的、对象、结果判读及后续处理都不相同，应注意二者区别。由于筛检目标人群是表面健康的人，因此筛查试验的准确性要求不如诊断性试验高，允许存在一定比例的错判（假阳性或假阴性）。

筛检和诊断试验评价的原理相同，且两者评价指标也基本一致。首先选择一个金标准，依据金标准确定患有和未患某种疾病的研究对象，再用待评价的筛检/诊断方法对这些研究对象进行检测，将获得结果与金标准的诊断结果进行比较，从而评价该筛检/诊断试验的诊断价值。

（一）确定金标准

确定合适的金标准是进行筛检/诊断试验评价的前提，金标准选择不当，会造成对受试者诊断分类上的错误，使整个试验评价失去准确性的基础。此外，为更准确地诊断疾病，可对研究对象进行适当随访，结合随访结果作为金标准。

（二）选择研究对象

选择研究对象的总体原则是研究对象应能代表诊断试验可能应用的目标人群。金标准判断为阳性组，应包括各临床类型，如病情严重程度（轻、中、重型）、病程不同阶段（如早、中、晚），典型与非典型病例等，使其对该病患者群体有较好代表性，评价结果具有广泛推广性和临床诊断适用性。对筛检的研究对象，金标准判断阳性者一般应为早期或轻型病人。

金标准判断为阴性者应考虑年龄、性别等对诊断疾病有影响的重要因素，使其与阳性组具可比性。如何评价诊断试验的鉴别能力？诊断试验不仅能将某病的疑似病例与健康人区分开，且能将鉴别诊断的疾病区分开来，这样的诊断试验结果具有更大的科学意义和临床实用价值。此时，阴性对照组中最好纳入患有与所研究疾病具相似临床表现、临床上易混淆、需鉴别的其他疾病患者，以评价诊断试验的鉴别诊断能力。

（三）确定筛检/诊断试验的界值

筛检与诊断试验的指标可分为主观指标、客观指标，其中客观指标真实性、可靠性最好，在筛检和诊断试验中尽可能选用。

筛检/诊断试验及其指标确定后，还应确定筛检/诊断试验的标准，也就是筛检/诊断的界值，用以区别正常和异常。在确定诊断标准时，应考虑假阴性（漏诊）或假阳性（误诊）结果所需鉴别诊断试验的繁简程度，以及漏诊或误诊所致后果的严重性。

对预后差，漏诊可能后果严重，但有可利用的有效治疗方法，且早期诊断可获得较好疗效，病人从伦理和经济角度可接受，应将诊断的阳性标准定在高灵敏度的水平，尽可能把所有病人都诊断出来。但此时会使误诊增多，导致需要进一步确诊的可疑病例增多，从而增加检查成本。对疗效不理想的疾病，或疾病预后不严重但误诊一个非病人为病人时后果严重，对病人心理、生理和经济上造成严重影响，应将诊断阳性标准定在高特异度水平，尽量排除非病人。当假阳性和假阴性的重要性相等时，一般可把诊断标准定在病人与非病人分布的交界处，或定在正确诊断指数最大处。

确定界值常可通过统计学方法或依据临床需要确定。其中，统计方法常有如下3种。

（1）正态分布法：当诊断试验指标为定量指标且呈正态分布时，常用均数±1.96倍标准差表示双侧正常值范围；若诊断试验测量值只有过高或过低为异常时，则其单侧5%是异常的，其单侧正常值范围用均数加或减1.64倍标准差表示。

（2）百分位数法：对呈偏态分布或分布类型尚不能确定的指标，一般将观察值从小到大排列，累积计数次序，以第2.5~97.5百分位数表示双侧正常值范围，以第5或95百分位数界定单侧正常值。

（3）ROC曲线法：诊断试验以计量资料表达结果时，将测量值按大小顺序排列，并将诊断试验的连续变量设定出多个不同临界值，从而计算出一系列灵敏度/特异度对子，以灵敏度为纵坐标，以（1–特异度）即误诊率为横坐标绘制出的曲线就是ROC曲线（图2）。一般将距离坐标左上角最近的坐标点，可同时满足诊断试验的灵敏度和特异度相对最优，所对应的取值为最佳诊断界值。ROC曲线的优点是简单、直观、图形化，能直观反映灵敏度与特异度的关系。

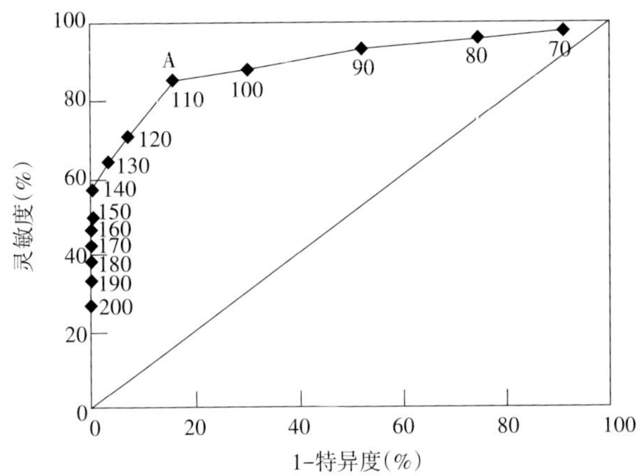

图2　糖尿病血糖试验（mg/100 ml）的ROC曲线

（四）筛检/诊断试验的评价

对金标准和待评价试验的结果进行比较分析，二者检测结果的比较常用四格表加以说明（表7）。真阳性表示用金标准方法和诊断试验均判断为阳性者；假阳性是指用金标准确定为阴性但用诊断试验却判定为阳性者；假阴性是指用金标准确诊为阳性但用诊断试验却判定为阴性者；真阴性是指用金标准和诊断试验方法均判断为阴性者。

表7　诊断试验检测结果与金标准诊断结果的比较

诊断试验	金标准		合计
	患某病	未患某病	
阳性	真阳性a	假阳性b	a+b
阴性	假阴性c	真阴性d	c+d
合计	a+c	b+d	N

在具体评价时，除了考虑方法本身的安全和操作上的简单、快速、方便及价格低廉等因素外，还要考虑试验的真实性、可靠性及收益3个方面。因筛检和诊断试验两者的评价指标基本一致，以下将以筛检试验为例，说明评价内容。

1.真实性

真实性（validity），亦称效度，指测量值与实际值相符合的程度，故又称准确性（accuracy）。

（1）研究设计

真实性评价采用对比研究的思路，比较筛检试验与标准方法（即“金标准”）判断结果的一致程度。研究设计一般有以下两种：①以医院为研究现场的病例–非病例（对照）设计，即先用“金标准”确定某病的患病和非患病人群；随机选择病例组和非病例组，再用待评价的筛检试验盲法检测两组对象；②以社区为研究现场的横断面设计，即抽取一个目标人群的代表性样本，同时用金标准和筛检试验盲法检测所有研究对象，事后根据金标准检测判断病例组和非病例组。两种研究设计最终均可计算一系列真实性指标，来评价筛检试验对目标疾病的预判价值。

以社区为现场的研究，样本对筛检的目标人群更有代表性，还可直接估计预测值指标。但要筛查出足够的病例，往往所需的样本量较大，研究成本较高。病例–非病例设计较为经济，操作简便，且适用范围较宽，但需特别注意病例组和非病例组对筛检目标人群的代表性。此外，病例–非病例设计不能直接计算预测值。病例–非病例方法设计要点：

a.确定金标准：使用金标准的目的就是准确区分受试对象是否为某病病人。最佳金标准有病理诊断、活检、手术发现、微生物培养、尸检或特殊检查。但由于筛检试验的对象（尤其是非病例组）包含健康人，难以对所有研究对象进行上述检查，因此金标准也可是准确性较高的影像诊断、临床综合判断，结合短时间内重复测量或随访，尽量减少确诊方法的误诊和漏诊。

b.选择研究对象：受试对象应能代表筛检试验可能应用的目标人群，并尽量满足随机化抽样原则。筛检目的是发现临床前期或早期的病人，病例选择应包括早期症状轻微的病例，还应考虑疾病的各种临床类型（不同病情程度、不同病程、典型和不典型、有无并发症、是否治疗过）。非病例组为金标准证实未患有目标疾病者，包括非病人和（或）与目标疾病易产生混淆的疾病病人。

c.样本量计算：与研究样本量有关的参数有：筛检试验的灵敏度；筛检试验的特异度；显著性检验水平 α；容许误差 δ。当灵敏度和特异度在20%~80%区间变化时，可用近似公式：

$$n=\left(\frac{Z_{1-a/2}}{\delta}\right)^{2}(1-p)p$$

式中n为所需样本量。$Z_{1-a/2}$ 为正态分布中累积概率等于 $\alpha/2$ 时的Z值，如 $\alpha=0.05$ 时，$Z_{0.975}=1.96$ 或 $\alpha=0.01$ 时，$Z_{0.995}=2.58$。δ 为容许误差，一般定在0.05~0.10。p为待评价的筛检方法的灵敏度或特异度，灵敏度用于估计病例组的样本量，特异度用于估计非病例组的样本量。

当待评价筛检试验灵敏度或特异度小于20%或大于80%时，样本率分布呈偏态，需对率的平方根做反正弦转换，函数所得弧度值转换为角度值，再代入下式进行样本量计算。

$$n=\left[\frac{57.3\times Z_{1-a/2}}{\arcsin\left(\delta/\sqrt{p\left(1-p\right)}\right)}\right]^2$$

例如，灵敏度=0.8，δ=0.09，α=0.05，$Z_{0.975}$ = 1.96，arcsin（0.05/0.8（1−0.2））=0.125，对应的角度=0.125/3.14×180=7.184，代入第二个公式，*n*= 244。以上参数代入第一个公式，*n*=246。

d.确定筛查结局分类标准或截断值：筛检试验的结果需明确的、有明显区分度的阳性和阴性判断标准。对筛检试验为分类或等级指标的，可根据专业知识判断阳性或阴性；对检测值为连续性指标的，如蛋白、氨基酸、抗体水平或者筛查问卷得分，需确定判断阳性结果具体取值，即截断值（cut-off value），具体方法见后。

e.盲法测量：保证病例和对照在整个检查流程，包括建档、生物材料采集、检测程序，结果分析报告中各环节所得到的处理一致。一般采用盲法来控制信息偏倚。

（2）资料整理及真实性评价指标

a.资料整理：经金标准诊断的病人，被筛检试验判断阳性者，称为真阳性（true positive，TP）；判断为阴性者，称为假阴性（false negative，FN）。非病人被筛检试验判断为阳性者，称为假阳性（false positive，FP）；判断为阴性，称为真阴性（true negative，TN）。结果见表8。

表8　某筛检试验评价结果整理

筛检试验	金标准	
	病人	非病人
阳性	真阳性(TP)	假阳性(FP)
阴性	假阴性(FN)	真阴性(TN)
合计	C1	C2

b.真实性评价指标：评价真实性的指标有灵敏度与假阴性率、特异度与假阳性率、正确指数和似然比。

灵敏度与假阴性率：灵敏度（sensitivity），又称真阳性率（true positive rate），即实际患病且被筛检试验标准判断为阳性的百分比，它反映了筛检试验发现病人的能力。

$$灵敏度=\frac{TP}{TP+FN}\times 100\%$$

假阴性率（false negative rate），又称漏诊率，指实际患病但被筛检试验确定为阴性的百分比，它反映的是筛检试验漏诊病人的情况。

$$假阴性率=\frac{FN}{TP+FN}\times 100\%$$

灵敏度与假阴性率之间为互补关系，灵敏度=1-假阴性率。

特异度与假阳性率：特异度（specificity），又称真阴性率（true negative rate），即实际无病且被筛检试验标准判断为阴性的百分比。它反映了筛检试验鉴别排除病人的能力。

$$特异度=\frac{TN}{FP+TN}\times 100\%$$

假阳性率（false positive rate），又称误诊率，即实际无病，但被筛检试验判断为阳性的百分比。它反映的是筛检试验误诊病人的情况。

$$假阳性率=\frac{FP}{FP+TN}\times 100\%$$

特异度与假阳性率之间为互补关系，特异度=1-假阳性率。

正确指数：正确指数也称约登指数（Youden 's index），是灵敏度与特异度之和减去1，表示筛检方法识别真正病人与非病人的总能力。正确指数的范围在0~1之间。指数越大，真实性越高。

正确指数=（灵敏度+特异度）−1

似然比（likelihood ratio，LR）：是同时反映灵敏度和特异度的综合指标，根据筛检结果阳性与阴性，可计算阳性似然比（positive likelihood ratio，+LR）和阴性似然比（negative likelihood ratio，−LR）。

阳性似然比是筛检结果的真阳性率与假阳性率之比。比值越大，试验结果阳性时为真阳性的概率越大。

$$+LR=\frac{\text{真阳性率}}{\text{假阳性率}}=\frac{\text{灵敏度}}{1-\text{特异度}}$$

阴性似然比是筛检结果的假阴性率与真阴性率之比。比值越小，试验结果阴性时为真阴性的概率越大。

$$-LR=\frac{\text{假阴性率}}{\text{真阴性率}}=\frac{1-\text{灵敏度}}{\text{特异度}}$$

在选择筛检试验时应选择阳性似然比高，阴性似然比低的方法，此时试验准确性最佳。

2.可靠性

可靠性（reliability），也称信度、精确度（precision）或可重复性（repeatability），是指在相同条件下用某测量工具（如筛检试验）重复测量同一受试者时结果的一致程度。值得注意的是，可信度评价与金标准诊断是否患病的结果无关。

可靠性评价研究通常的做法是与真实性评价同时开展。由两名或多名检查者采取同样的检查程序对研究人群进行同时盲法检查，例如，多人同时读一批X线片；或者对同一人群用相同方法多次检测，如血压重复测量3次，再比较重复检查结果的一致情况。在样本量计算方面，Bland-Altman法推荐对连续性变量（如癌蛋白代谢产物等）进行一致性评价，所需的样本量应不少于100例。如果真实性研究的样本量较大（1000以上），可随机抽取5%~10%样本进行重复检测。

（1）信度指标

信度评价应根据资料类型来选择指标和分析方法，重测资料总的说来可以看作配对（定量、定性）资料。

a.连续性测量的资料：①对同一样品或一组同质样品（个体差异较小的样品）进行多次重复测量，可用标准差和变异系数来反映可靠性，两个指标的值越小，表示方法的精密度越高。⑵对一批不同质样品（对象）进行两次重复测量，可用两次测量值的相关系数（r）来评价一致程度。一般地，r大于等于90%，可认为筛查方法的一致性较好。此外，也可以用配对t检验分析重复测量结果的一致性，若两组差异无统计学意义也可以认为重复测量的一致性较好。

b.分类测量的资料：一般整理成配对四格表形式（表9），注意是格子内的数字表示两次检测结果一致/不一致的频数。评价指标有符合率和kappa指标；分布差异检验可用配对检验。

表9　某筛检试验一致性结果整理

第二次检测	第一次检测		合计
	阳性	阴性	
阳性	A	B	R_1
阴性	C	D	R_2
合计	N_1	N_2	N

符合率（agreement/consistency rate），又称一致率。计算式如下。

$$符合率=\frac{A+D}{A+B+C+D}\times 100\%$$

Kappa值常用来评价两次检测结果的一致性，该指标的计算考虑机遇因素的影响，是更为客观的指标。其定义式为下式。Kappa值的取值范围介于-1和+1之间。一般认为Kappa值>0.75为一致性极好；在0.4~0.75为中、高度一致，Kappa值<0.4时为一致性差。

$$\text{Kappa}=\frac{\text{实际观察一致率}-\text{机遇一致率}}{1-\text{机遇一致率}}$$

根据表9，Kappa值的计算可用下式：

$$\text{Kappa}=\frac{N(A+D)-\left(R_1N_1+R_2N_2\right)}{N^2-\left(R_1N_1+R_2N_2\right)}$$

（2）影响筛查试验可靠性的因素

a.受试对象生物学变异：由于个体生物周期等生物学变异，使得同一受试对象在不同时间获得的临床测量值有所波动。例如，血压在一天内不同时间的测量值存在变异。

b.观察者：由于测量者之间、同一测量者在不同时间的技术水平不一，判断尺寸掌握差异，预期偏倚等均可导致重复测量的结果不一致，如不同的阅片者报告的X线片检查结果不同。

c.实验室条件：重复测量时，测量仪器不稳定，试验方法本身不稳定，不同厂家、同一厂家生产的不同批号的试剂盒的纯度、有效成分的含量、试剂的稳定性等均有不同，由此可能引起测量误差。

3.预测值

预测值（predictive value）是应用筛检结果的阳性和阴性来估计受检者为病人和非病人可能性的指标。该类指标反映了筛检试验实际应用到人群筛查后，获得的收益大小。

预测值估计分为直接计算和间接计算法。

（1）直接计算法：在社区开展的，基于横断面设计的筛查试验评价。样本人群的疾病现患率与目标人群的现患率一致，如前所述，经金标准和筛检试验同时盲法判断的结果有：真阳性（TP），假阴性（FN），假阳性（FP）或真阴性（TN）。

a .阳性预测值（positive predictive value，Pr+）：筛检发现的阳性者中患目标疾病的人所占的比例。计算式如下。

$$阳性预测值=\frac{TP}{TP+FP}\times 100\%$$

b .阴性预测值（negative predictive value，Pr−）；筛

检发现的阴性者不患目标疾病的人所占的比例。计算式如下。

$$阴性预测值=\frac{TN}{TN+FN}\times 100\%$$

（2）间接计算法：在医院开展的，基于病例—非病例设计的筛查试验研究。病例组和非病例组的构成比不能代表目标人群的现患与未患比例，因此不能直接计算预测值。此时，可以根据灵敏度、特异度、现患率与预测值的关系式（Bayes公式）来估算预测值。

$$阳性预测值=\frac{灵敏度\times 患病率}{灵敏度\times 患病率+(1-患病率)(1-特异度)}$$

$$阴性预测值=\frac{特异度\times(1-患病率)}{特异度\times\left(1-患病率\right)+\left(1-灵敏度\right)\times 患病率}$$

（3）预测值与真实性指标、现患率的关系：筛检试验的灵敏度、特异度和目标人群的疾病患病率都会影响预测值的大小。

a.现患率对预测值的影响：当灵敏度与特异度一定，疾病患病率降低，阳性预测值降低，阴性预测值升高。

b.灵敏度、特异度对预测值的影响：当人群患病率不变时，灵敏度升高，特异度降低，此时，由于自然人群中非病人群的基数总是远远大于患病人群，其中假阳性人数增加幅度会远远大于真阳性人数。因此，阳性预测值公式中，分母较分子增大更显著，则阳性预测值下降，阴性预测值升高。同理，筛检试验的灵敏度降低，特异度升高，则阳性预测值升高，阴性预测值降低。

4.提高筛检与诊断试验效率的方法

（1）选择患病率高的人群。当筛检/诊断试验确定后，灵敏度和特异度也就确定了，这时预测值主要受患病率影响。因此，选择患病率高的人群进行诊断试验是提高预测值的手段。在实际应用中，可先选用灵敏度高、价格低的方法，对就诊者进行初步诊断，初步诊断阳性者比普通就诊者中真正患该病的可能性大（患病率高），再进一步用昂贵的诊断试验确诊。此外，上级医院或专科医院就诊的患者往往经过下级医院或普通医院转诊过来，相当于进行了初步筛选，具有较高的患某病的可能性，在这样的人群中开展诊断试验可提高诊断试验的效率。

（2）采用联合试验。在实际临床实践中，同时具有高灵敏度及高特异度的诊断试验不是很多。在实施诊断时，可采用联合试验，即用多项诊断试验检查同一对象，以提升诊断的灵敏度或特异度。

根据多项试验联合使用的方式，可将联合试验分为并联试验和串联试验。其中，并联试验是指同时应用多个筛检/诊断试验进行判断，只要有任何一项试验结果为阳性就可定为阳性，只有全部试验结果均为阴性才将最终结果判断为阴性。该法可以提高灵敏度，降低特异度。在临床急需做出诊断时，可采取并联试验，不易漏诊，阴性预测值提高。但其代价是特异度降低，假阳性率升高，容易造成误诊。而串联试验（serial test）是指依次应用多项筛检/诊断试验进行诊断，全部试验结果均为阳性，才将最终结果判断为阳性，任何一项试验结果为阴性就可定为最终结果阴性。该方法可以提高特异度，降低灵敏度。当目前使用的几种诊断方法的特异度均较低时，可选用串联试验，减少误诊。其代价是灵敏度降低，漏诊率增加。

第四章

流行病学研究结果真实性及偏倚控制

流行病学研究的目的是利用样本资料，对目标人群中某种疾病的发生频率或某种暴露对疾病的影响进行真实有效的估计。一项研究结果的真实性（accuracy）取决于参数估计过程中是否存在误差（error）以及误差的大小。无论是前面章节描述的横断面调查、病例对照研究，还是队列研究等都涉及这些基本统计问题。流行病学研究的真实性包括精确性（precision）和有效性（validity）两部分，分别对应随机误差（random error）和系统误差（systematic error）。虽然研究过程中抽样和测量带来的随机误差会导致最终参数估计的系统误差，但可以对随机误差和系统误差的来源单独考虑并进行控制。

随机误差是由于研究过程中一系列相关因素的随机波动而导致的误差，其大小和方向均不固定。流行病学研究中如果某统计量的方差很小，即总体参数估计值的置信区间较窄，则反映该估计值的随机误差较小，也反映了该研究的精确性较好。导致随机误差的原因有很多，包括研究对象的选择、资料收集的方法以及仪器设备的稳定性等，其中最主要的是来源于研究对象选择过程中产生的随机误差，又被称为抽样误差（sampling error)。随机误差不可能完全避免，但可通过扩大样本量（sample size）以及利用合理的研究设计、正确的抽样方法等手段来提高统计效率（statistical efficiency）使之趋向于零。在实际科研工作中，应根据研究目的确定适宜的样本大小，并通过正确的抽样方法来提高样本对目标人群的代表性，即提高单位样本量下所能获得的统计信息量。

流行病学研究的有效性指的是在充分考虑了各种可能影响推断的因素后，将研究结果外推至目标人群的可靠程度。研究的有效性包括内部有效性（internal validity）和外部有效性（external validity）。一项研究的内部有效性由研究本身所决定，而外部有效性考虑的则是从研究结论外推至不同人群的有效性。影响研究内部有效性的主要因素是系统误差，即偏倚（bias）。偏倚是指在研究设计、实施和数据分析、结果解释过程中存在的各种对总体参数的错误估计，系统地歪曲了暴露因素与疾病间的真实联系。偏倚种类很多，一般可分为选择偏倚、信息偏倚和混杂偏倚3类。以下将对各种偏倚的定义、分类和控制进行详细叙述。

一、选择偏倚

（一）定义

当被选中的研究对象的特征与未被选中者之间存在差异，就有可能发生选择偏倚（selection bias）。选择偏倚可发生于研究的设计、实施和分析的各个阶段，由于选择研究对象的方法不当、被选研究对象无应答、失访和排除不当等，使得研究对象在某些特征上与目标人群相差很大，从而导致研究结果偏离真实情况。

（二）分类

1.检出症候偏倚

检出症候偏倚（detection signal bias）又称揭露伪装偏倚（unmasking bias）。某暴露因素与疾病在病因学上无关联，但由于该因素引起的某些症状或体征使患者更早就医和接受检查，导致该人群疾病检出率高，从而得出该因素与疾病存在关联的错误结论。如1975年有病例对照研究报道子宫内膜癌患者的雌激素使用率高于一般人群，由此推断服用雌激素与子宫内膜癌发生有关。实际上，使用雌激素者因易出现阴道出血而较早较频繁地去医院就诊，因此较不使用者受到更多的检查而易于被发现患有子宫内膜癌，从而被纳入病例组，造成了病例组雌激素暴露比例远高于对照组的假象。

2. 入院率偏倚

入院率偏倚（admission rate bias）又称伯克森偏倚（Berkson bias）。以医院病人为研究对象时，由于入院率或就诊机会不同而导致的偏倚。这类偏倚可能与疾病严重程度、患者个人条件、入院治疗的难易程度和医院规模等因素有关，从而导致不同入院率。如当研究某因素X与疾病A的关系时，以疾病B的病人为对照。由于疾病A、疾病B和暴露于因素X的入院率不同，导致了在医院中所得样本不能反映人群中病例和产生病例的对照人群的真实暴露情况。

3. 奈曼偏倚

奈曼偏倚（Neyman bias）又称现患–新发病例偏倚（prevalence-incidence bias）。由于现患病例与新发病例之间报告的暴露情况、病程等存在差别，使得某种因素与疾病间关系出现错误估计，即为现患–新发病例偏倚。此外，现患病例往往对自身所患疾病有所了解，有时会主动更改其对危险因素的暴露，导致了对危险因素与疾病关系的错误估计。

4.无应答偏倚

在现况研究和实验性研究中，无应答者可能在某些重要特征或暴露方面与应答者存在区别，如果无应答者超过一定比例，将会影响研究结果真实性，由此产生偏倚为无应答偏倚（non-response bias）。研究中要特别注意无应答者的人数和发生原因，其主要原因包括：研究对象不了解研究的目的、调查内容不当、过于烦琐、涉及隐私；研究对象的文化程度较低、高龄、不能正确理解研究内容；研究对象病重、外出等。如发生无应答的原因是患病、死亡及与研究有关的其他事件时，造成偏倚的可能性很大。

5.失访偏倚

需对研究对象进行随访的研究，随访过程中研究对象因健康状况恶化、死于其他疾病、迁徙、移民、不合作等原因退出，由此产生的偏倚为失访偏倚（loss to follow-up bias）。失访偏倚对研究结果的影响取决于失访比例、失访者在各组的分布、失访原因与所研究的结果是否有关等。

6.易感性偏倚

观察对象由于暴露于危险因素的概率不同，使各比较组对所研究结局的易感性有差异，从而夸大或缩小了暴露与结局间的关联，由此产生偏倚称为易感性偏倚(susceptibility bias)。易感性偏倚的典型例子是在对职业性疾病研究中的健康工人效应（healthy worker effect）。由于企业更愿雇用健康者，受雇从事某特定职业的人群与一般人群相比，拥有较好健康状态，有些行业对健康还有特殊要求，因此在比较某职业人群与不从事该职业的人群，或一般人群相对于某种职业危险因素发病风险时，可能会产生偏倚。

7.排除偏倚

在确定研究对象时，各个比较组未按照同样原则和标准排除某些研究对象所产生的偏倚（exclusive bias)。

8.非同期对照偏倚

在研究中使用了不同时期病例或对照进行对比研究，由于它们之间某些因素的分布不同，不具有可比性，由此产生的偏倚称为非同期对照偏倚（non-contemporary bias)。由于疾病的定义、诊断标准、临床表现、治疗方法、疗效判定标准等都会随时间推移而发生变化，使用非同期对照时，对照间隔越近，结果的可比性越好。

9.迁移性偏倚

当研究对象从原来的队列或观察组换到另一队列或观察组时，发生了迁移。如果迁移的人数多，会对结果真实性产生影响，由此造成的偏倚称为迁移性偏倚（migration bias）。由于这种迁移是非随机且不均衡，可能会破坏原来严谨的实验设计，影响两个观察组间研究对象其他分布特征的均衡性，降低组间可比性，最终影响结果真实性。

10.不接受测量偏倚

由于测量方法会造成损伤、羞辱、侵犯个人权利和隐私，或检测方法费用昂贵，使研究对象逃避或拒绝接受检查，若此种情况在不同组发生的原因或频率不同，使两组可比性降低，影响结果真实性，由此造成的偏倚称为不接受测量偏倚（unreceptive measure bias）。

11.临床资料遗漏偏倚

研究过程中，由于临床检查正常、阴性、未测量或测量未作记录等原因造成的临床资料遗漏，与完整临床资料之间存在差别，由此产生偏倚称为临床资料遗漏偏倚（missing clinical data bias）。

12.时间效应偏倚

慢性疾病从开始接触暴露到临床检出常需较长时间。在疾病发生到诊断这段时间内，已发生早期病变而不能检出的人，或在调查中已有病变但因缺乏早期检测手段而被错误地认为是非病例的人，都可能入选对照组，由此产生的偏倚称为时间效应偏倚（time effect bias）。

13.零点偏倚

零点是指被观察疾病的起始时刻。预后相关研究，如不同病人采用不同随访起点，可影响预后研究结果的真实性，从而产生的偏倚称为零点偏倚（zero time bias）。理想状态是每个研究对象的随访时间起点应当是该疾病发展的同一阶段。如病人纳入时间处于该疾病早期，其预后将优于进入随访时已处疾病中晚期的病人，从而错误估计暴露与疾病预后的关联。

14.领先时间偏倚

通过筛检试验，在疾病早期阶段（如症状出现前），提前做出诊断，其与临床诊断之间的时间差被误以为是因筛检而延长的生存时间，从而导致的偏倚被称为领先时间偏倚（lead time bias）。

（三）产生原因

当横断面调查选择适当的样本时，不一定保证所抽到的样本人群都参与调查。如非参与者与参与者在研究因素方面存在差异，就可能会引入选择偏倚。

病例对照研究中，对照应能代表产生病例的源人群，可提供病例来源的一般人群中暴露率的估计。巢式病例对照研究，病例和对照应来自一个明确定义的人群——队列，因而这一要求的实现相对简单。基于人群的病例对照研究，可通过定义一个源人群以获得所有病例（或随机样本），而对照组将从同一源人群的无病成员中随机选择。用于选择对照的抽样方法应确保它们是病例源人群的代表性样本，否则将产生选择偏倚。有时无法确定发生病例的源人群，如使用基于医院的对照，所有来医院就诊治疗的人可被认为是源人群。医院对照可能无法反映源人群，因为其中可能包含了由于与暴露因素相关的原因而来医院的人。选择医院对照应排除因患与所调查的暴露有关的疾病而住院的个人以消除选择偏倚。但这种排除不应扩大到有暴露相关疾病史的住院患者，因为对病例没有这种限制。

队列研究中选择偏倚不是主要问题，因为在发生任何研究者感兴趣的结局前，就已对暴露和未暴露个体进行了相关记录。但在选择未暴露组时仍可能引入偏倚，例如在职业队列研究中的健康工人效应。长时间随访队列研究，由于无反应、拒绝参与和退出而致随访不完整也可能是选择偏倚的主要来源。

随机干预试验不太容易受到选择偏倚影响，因为受试者是随机分到不同组进行观察和比较。但在随机分组后拒绝参与和在研究中退出则可能会影响结果，尤其是这类情况的发生与所研究暴露状态有关时。

二、信息偏倚

（一）定义

信息偏倚（information bias）又称观察偏倚（observational bias）或错分偏倚（misclassification bias）。由于测量所观察到的暴露或结局时出现错误而导致的偏倚，即信息偏倚。信息偏倚可来自于研究对象、研究者，也可来自于测量仪器、设备、研究方法等。信息偏倚常表现为使研究对象某种特征被错误分类，例如暴露于某种危险因素者被错误地认为非暴露者，肿瘤患者被误认为非肿瘤患者，研究对象不客观地反馈了某些信息等。

（二）分类

1.回忆偏倚

在回忆危险因素暴露史或既往疾病史时，研究对象回忆的准确性和完整性与真实情况间存在的差别，即回忆偏倚（recall bias）。回忆偏倚产生的原因包括：①被调查事件发生的频率低，被调查的暴露水平低，未给研究对象留下深刻印象；②调查的内容为很久以前发生，研究对象记忆不清或已被遗忘；③研究对象对调查的内容关心程度不同，回答的准确性也有所不同；④研究对象由于高龄、年幼、重病、死亡等不能直接回答，而由其父母、子女、配偶或其他亲属代理回答时，研究者收集到的信息还会受到代理者记忆和对研究对象了解程度的影响，由此导致的偏倚称为代理者偏倚（surrogate bias）。

2.报告偏倚

报告偏倚（reporting bias）又称说谎偏倚。在流行病学调查过程中，由于研究对象故意夸大或缩小某些信息而致。如病例对照研究中病例往往将自己的疾病归咎于某些特定因素如职业暴露等，而对照并不会特意强调这些因素。又如，当暴露因素涉及生活方式或隐私，如饮酒、收入水平、婚姻生育史和性行为时，被研究对象会因种种原因而隐瞒或编造有关信息，有时代理者也会为了病人或死者的声誉而故意隐瞒某些不良暴露史，从而影响了所提供信息的可靠性，

3.调查者偏倚

调查者在收集、记录和解释来自研究对象信息时发生的偏倚称为调查者偏倚（interviewer bias）。调查者偏倚受主观影响较大，其发生可以是自觉和不自觉的。由于研究者渴望得出某种研究结果，主动去发现或诱导研究对象说出某些信息，从而影响研究结果的真实性。

当研究者事先掌握了研究对象的患病情况，在了解研究对象的病情时容易受主观因素影响，认为某些暴露因素与其疾病发生有关；在收集暴露信息，对病例组和对照组采用的方法不同或调查的深度和广度不同，这种情况引起的偏倚称为暴露怀疑偏倚（exposure suspicion bias），多见于病例对照研究。

如果研究者事先了解研究对象的暴露情况，且致力于验证某些因素与其疾病发生有关，在调查结局时有可能对不同组的调查对象采取不同方式，导致得到的信息不同，人为夸大或缩小研究因素作用，这种情况引起的

偏倚为诊断怀疑偏倚（diagnostic suspicion bias），多见于队列研究。

4.测量偏倚

由于研究中所使用的仪器设备、试剂、方法和条件不标准、不统一，研究指标设定不合理、数据记录不完整、研究人员操作误差等造成的偏倚称为测量偏倚（measuring bias）。当不同调查点使用的仪器型号、使用年限不同或未经过校正，对统一研究指标进行测量时，不同实验室采用的检测方法不同，或尽管检测方法相同，但其检测试剂的供货商、品牌或批号不同时，可导致测量偏倚。

5.发表偏倚

有统计学意义的阳性研究结果相比无统计学意义的阴性结果更易被期刊接受和发表。如在进行系统综述或Meta分析时，仅纳入了被发表的研究结果，就有可能会引起发表偏倚（publication bias）。

6.生态学谬误

生态学研究以群体为单位收集暴露和疾病的信息，所获暴露与疾病间的关联可能与个体水平的关联不同，从而导致生态学谬误（ecologic fallacy）。

（三）产生原因

信息偏倚可以发生在各种流行病学研究类型中。同样，报告偏倚、测量偏倚等也会发生在各种研究中。而回忆偏倚常发生在病例对照研究中。暴露怀疑偏倚多发生在病例对照中，而诊断怀疑偏倚多发生在队列研究中。生态学谬误主要发生在生态学研究中。发表偏倚主要发生在系统综述或Meta分析中。

三、混杂偏倚

混杂偏倚（confounding bias）是指在流行病学研究中，由于一个或多个潜在的混杂因素（confounding factor）的影响，掩盖或夸大了研究因素与研究疾病间的关系，从而使两者之间真正的关联被错误估计的系统误差。

1.混杂因素

混杂因素又称混杂因子，是指与研究因素（暴露因素）和研究疾病（如恶性肿瘤）均有关系，且在比较人群中分布不均，从而导致研究因素与研究疾病间的真正关联被夸大或掩盖的因素。

混杂因素有3个基本特点：①是所研究疾病的独立危险因素；②与研究因素（暴露因素）有关，二者存在统计学联系；③不是研究因素与研究疾病因果链的中间变量。

2.混杂的方向

混杂是有方向的，可能对暴露与疾病之间的关联产生正混杂、负混杂和交叉混杂。

（1）正混杂（positive confounding）。由于混杂因素的存在，夸大了暴露因素的效应，其结果均是远离无效假设。正混杂有以下3种表现形式：①当暴露增加疾病风险时，正混杂将使OR、RR或AR的估计值较真实值更大；②当暴露降低疾病风险时，正混杂将使OR、RR或AR的估计值较真实值更小；③当暴露与疾病风险无关联时，正混杂将使OR或RR大于1。

（2）负混杂（negative confounding）。由于混杂因素的存在，低估了暴露因素与疾病之间的关联，导致结果趋向无效假设。负混杂有以下3种表现形式：①当暴露增加疾病风险时，负混杂将使OR、RR或AR的估计值较真实值更小；②当暴露降低疾病风险时，负混杂将使OR、RR或AR的估计值较真实值更大；③当暴露与疾病风险无关联时，负混杂将使OR或RR小于1。

（3）交叉混杂（cross-over confounding）。当强的混杂因素可能改变较弱的暴露与疾病之间关联的方向，导致真实的暴露与疾病的关联方向发生改变，称为交叉混杂。例如真实的正向关联变成负向关联，暴露降低疾病风险变成增加疾病风险。

四、偏倚的控制

（一）选择偏倚的控制

要了解一项流行病学研究是否存在选择偏倚以及选择偏倚的方向和程度是很困难的，需要掌握源人群中关于影响选择因素的资料或研究样本的选择概率，而这些信息通常无法获得。因此，选择偏倚一旦发生，一般情况下很难予以消除或校正。在实际工作中，选择偏倚的控制主要依赖于科学完善的研究设计和严格有效的实施过程。不论采用何种研究方法，都应当事先对研究过程中可能产生的选择偏倚进行充分考虑，并采取相应的措施以减少或控制选择偏倚的发生。

1.研究对象的选择

控制选择偏倚的关键在于获取有代表性的研究样本，因此应明确定义目标人群和样本人群，根据研究问题和研究设计预判样本选择过程中可能产生的各种偏倚。

在现况研究中，应根据研究疾病的分布特点制定合适的抽样策略，更好地反映目标人群的情况。病例—对照研究应尽可能避免完全以单一的医院人群为研究对象。病例组应优先考虑合格的新发确诊病例，以避免奈曼偏倚。如条件允许，应根据所研究疾病的特点，选取不同病情、病程和临床亚型的病例作为样本。对照人群则应尽可能选择社区样本，以避免入院率偏倚和易感性偏倚等，可同时设立社区对照和医院对照，通过比较不同对照组的结果，对选择偏倚的存在与否以及研究结果的真实性做出评价。在队列研究中，如条件许可，可设立多种对照，以减少选择偏倚对研究结果的影响。例如将暴露人群的发病水平分别与不同暴露程度的亚组或全人群的发病水平相比，或与其他队列的非暴露组相比。

另外，无论是观察性研究还是干预性研究，在研究设计阶段都应制定好严格、明确和统一的纳入排除标准，包括暴露的判断标准和疾病的诊断标准，以使入选研究对象能更好地代表总体。入选与排除标准确定后，在研究实施阶段要严格遵守，不可随便改动。

2.研究对象的配合

在研究过程中应尽量取得研究对象配合，如做好研究的宣传和解释工作、掌握一定沟通技巧等，以提高研究对象的应答率和试验研究对象的依从性、减少队列研究对象失访等。

现况研究和队列研究中，由于涉及对象多或随访时间长，无应答和失访难以避免。无应答/失访对结果的影响随无应答率/失访率的升高而增大，研究中应尽量减少无应答和失访的发生。若其比例较大（如超过10%），应将无应答/失访者与其他研究对象的基本特征等进行比较，从而估计无应答偏倚/失访偏倚对研究结果的影响程度。若两组研究对象的基本特征存在显著差异，则出现选择偏倚的可能性很大，应谨慎解释研究结果并做出适当说明。

（二）信息偏倚的控制

信息偏倚主要源于资料收集和解释过程中的错误分类，主要是由研究设计过程中对信息收集方法不明确、调查策略选择不合理所致；也与研究对象本身的记忆偏差，或研究者的调查方法不当有关。因此，控制信息偏倚就是要在研究的不同阶段控制和消除影响信息准确性的各种因素。

1.标准、统一的资料收集方法

研究设计阶段应制定严格、明确的资料收集方案。调查表中的各项问题要有简单明确的定义和选项，并尽可能使用客观指标或定量指标，如现场测量数据、实验室分析结果等。疾病的诊断标准要统一和明确。

通过询问方式收集资料时，应尽可能采用封闭式问题，避免开放式问答，以防止报告偏倚的发生。为避免或消除研究对象或调查者主观心理因素对调查结果的影响，最好使用盲法收集资料，以保证资料的客观和真实，避免诊断怀疑偏倚、暴露怀疑偏倚以及报告偏倚等。调查前应对所有调查员进行统一培训，使其了解调查项目的含义，统一调查方法和沟通技巧及调查时间，并进行预调查，充分估计调查实施过程中可能遇到的问题以及各调查项目的合理性。调查开始后，要严格按照规定的统一标准收集资料，操作要熟练，记录要准确，调查过程中要有专人复查或核实调查结果。研究过程中使用的仪器、设备应定期进行校准。

2.调查技术的合理应用

对涉及隐私的问题，应事先告知研究对象所有应答均保密并将得到妥善保管，必要时可采用匿名问卷。对敏感问题进行调查时，应尽量采用敏感问题调查的技术或方法，如设计适当的问卷，应用随机应答技术等，以获得可靠的信息，避免报告偏倚。在调查研究对象的既往情况或历史信息时，可通过联想提示的方法帮助研究对象进行回忆，但要注意防止因此产生的诱导偏倚。在调查过程中可通过重复提问的方法检查研究对象在回忆既往史时是否存在回忆偏倚，若两次回答不一致，则可能存在回忆偏倚，应及时调整调查方法。

3.信息偏倚的校正

对信息偏倚，除在研究设计和调查技术上杜绝其发生，对其所致的错误分类结果，可进一步在资料分析阶段加以评价和校正。

（三）混杂偏倚的控制

混杂偏倚可发生在流行病学研究的各个阶段，可通过科学的设计、严谨的分析和合理的解释来避免混杂因素对研究结果的影响。常用的方法包括研究设计阶段的限制、匹配、随机化以及统计分析阶段的标准化法、分层分析和多因素分析等。

1.限制

限制是指在研究设计阶段，当认为某个因素可能是混杂因素时，针对该混杂因素对研究对象的入选标准予以限制，从而控制该潜在混杂因素的影响。限制后可得到同质的研究对象，从而避免该混杂因素的混杂作用，有利于正确估计所研究因素与疾病之间的关联。但限制后的研究对象对总体的代表性可能会受到影响，从而影响研究结论的外推性。另外，对某个因素的限制使研究者无法再分析该因素与疾病或暴露的关联。因此，限制的方法仅适用于特别重要且明确的混杂因素。

2. 匹配

匹配是指在为研究对象选择对照（组）时，针对一个或多个潜在的混杂因素，通过匹配的方式，使其在两组间分布一致，从而消除这些混杂因素对研究结果的影响。匹配常分为个体匹配和频数匹配，匹配的特征或变量应是确定的混杂因素。如潜在混杂因素与疾病之间有较强的联系，匹配可有效消除该因素的混杂作用，控制其对研究结果的影响，提高研究效率。然而，由于匹配研究在资料分析时只考虑结果不一致的对子，而结果一致的对子将在分析中被排除，大量信息无法得到利用。同时若匹配因素并非混杂因素，将导致过度匹配。另外，匹配导致对照的选择不是完全随机，即不能从产生病例的源人群中获取有代表性的对照样本，因此匹配也会引入选择偏倚。

3.随机化

随机化是指以随机化原则与技术使研究对象以同等的概率被分配在各个研究组之中，使潜在混杂变量在组间的分布均衡，从而排除其混杂作用。随机化方法常用于实验研究或干预性研究，可采用简单随机分配和分层随机分配等方法。简单随机分配适用于在对混杂因素了解不充分时，研究对象直接随机分配于各组中；分层随机分配适用于在对主要混杂因素有较充分了解的情况，先根据拟控制的混杂因素将研究对象进行分层，再将每层研究对象随机分配在各组中。

4.分层

分层是指在统计分析阶段，将研究资料按照混杂因素的不同水平分层后，再进行统计分析。使用分层分析法，既可评价各层内暴露与疾病的关联，又可在分层排除混杂因素后对所有样本中，暴露与疾病的关联进行整体评估。若各层内研究因素与疾病间的关联一致，即混杂变量与研究因素之间不存在交互作用，则可用Mantel-Haenszel分层分析的方法合并各层的效应估计值，得到调整该混杂因素后的结果。分层分析的缺点是分层后各层间样本量相差悬殊，降低统计效能。此时应减少层数后再做分析，或者直接应用多因素分析的方法。若拟控制的混杂因素较多，分层分析常常不适用。

5.标准化

标准化是指在选定的标准分布条件下，调整不同组间混杂因素分布的不均衡性，以控制和消除各组内混杂因素的构成不同所造成的影响，使结果具有可比性。标准组应选择有代表性的、较稳定的、数量较大的人群。最常见的标化因素是年龄。标准化是对分层分析方法的拓展，可以通过计算标准化的发病率或死亡率、标准化发病比或标准化死亡比等来控制年龄的混杂作用。

6.多因素分析

当研究的样本量不足以进行分层分析，或想要研究多种因素（包括暴露因素和混杂因素）对疾病发生或死亡的综合影响时，可考虑采用多因素分析法。常用的多因素分析法有协方差分析、多重线性回归、聚类分析、Logistic 回归模型、Poisson 回归模型、Cox 回归模型等。目前，多因素分析法已逐渐成为混杂控制中使用最广泛的方法。

第五章

肿瘤流行病学与研究实例

一、肿瘤流行病学

（一）基本概念

肿瘤是一类由于细胞失去控制持续增殖导致的扩张性病变。根据恶性程度分为良性和恶性。良性肿瘤常生长缓慢，呈膨胀性扩张，边界清楚，常有包膜，组织分化程度高，局限于原发部位。恶性肿瘤是一组疾病，基本特征为细胞失去控制地异常增生，生长迅速，呈浸润性扩张，无包膜或仅有假包膜，组织分化程度差。病变破坏原发部位组织，侵袭邻近组织，且经淋巴系统、血液和种植等途径向远端转移，侵袭其他脏器，形成转移病变；若得不到有效控制，将侵犯要害器官，引起功能衰竭，导致死亡。根据组织来源，恶性肿瘤可分为实体和液体两类。实体肿瘤在各实质组织或器官内生长，起源于上皮细胞的称为癌（carcinoma），起源于间叶组织的称为肉瘤（sarcoma），起源于脾和淋巴结、淋巴细胞的称为淋巴瘤（lymphoma）。白血病（leukemia）起源于骨髓造血细胞，白细胞发生癌变并随血液流动，属液体肿瘤。

肿瘤流行病学（cancer epidemiology）是研究肿瘤在人群中的分布规律、流行原因和预防措施的一门学科。

主要研究恶性肿瘤在人群中的分布及其影响因素，探索恶性肿瘤病因，制定相应防治策略和措施并加以评价，最终达到降低人群恶性肿瘤的发病率和死亡率的目的。因此，肿瘤流行病学的研究对象是人群，而不是个体，最终目的是达到改善或促进人类的健康。肿瘤流行病学研究内容包括肿瘤监测、病因研究和干预研究3个主要部分。首先通过开展恶性肿瘤监测，收集和分析肿瘤发病、死亡数据，掌握恶性肿瘤的时间变化趋势、地区和人群分布特征，有助于确定优先干预的肿瘤类型和重点人群。其次，运用分析流行病学方法对恶性肿瘤的环境和遗传危险因素的作用进行验证，评价危险因素的归因风险。最后，通过多阶段的研究设计，发展和筛选干预方法，在进行试点应用后，在实际环境中进行验证与应用，最终形成可在全国范围内应用的预防措施。

（二）肿瘤流行趋势

恶性肿瘤是威胁人类健康的重大公共卫生问题。在全球范围内，肿瘤发病率和死亡率呈明显上升趋势。根据世界卫生组织国际肿瘤研究署（WHO/IARC）估计，2020年全球新发肿瘤病例约1929万例，肿瘤死亡病例996万例，发病率和死亡率分别为190/10万及100.1/

10万。国家肿瘤中心发布的最新数据显示，2016年全国有406.4万肿瘤新发病例，241.4万死亡病例，世界人口标化发病率和死亡率分别为186.5/10万和105.19/10万，由于我国人口基数大，疾病负担远超其他国家。随着经济社会发展，期望寿命不断提高，人口老龄化程度加剧，我国肿瘤疾病负担仍有上升趋势，这与全球其他国家基本一致。近年来，我国总体肿瘤5年生存率有显著提升，城乡之间的肿瘤5年生存率差异逐渐缩小，反映了我国肿瘤规范化诊疗水平与护理质量的提升。尽管如此，肿瘤依然会给个人、家庭和社会造成沉重的经济负担。

2016年，城市地区的肿瘤标化发病率高于农村地区（189.7/10万 vs 176.2/10万），而标化死亡率则低于农村地区（102.8/10万 vs 106.1/10万）。具体而言，在城镇地区，肺癌是发病率最高的肿瘤，其次是女性乳腺癌、结直肠癌、肝癌和胃癌；肺癌也是死亡率最高的肿瘤，其次是肝癌、胃癌、结直肠癌及女性乳腺癌。同样，在农村地区，肺癌是最常见的肿瘤，其次是女性乳腺癌、胃癌、肝癌、食管癌；肺癌也是死亡率最高的肿瘤，其次是肝癌、胃癌、食管癌及结直肠癌。

2016年，在男性中，肺癌是最常见的肿瘤，约占所有新发肿瘤的24.6%，其次是肝癌、胃癌、结直肠癌和食管癌。女性中，乳腺癌占比最高，为16.7%，其次是肺癌，甲状腺癌、结直肠癌和子宫颈癌。男性中，肺癌死亡率最高，其次是肝癌、胃癌、食管癌和结直肠癌。对女性，肺癌也是肿瘤死亡的最常见原因，其次是肝癌、胃癌、结肠直肠癌和乳腺癌。肿瘤的发病率和死亡率均随年龄增长而增加，而且男性的年龄别发病率和死亡率基本均高于女性。无论男性还是女性，发病高峰均在80~84岁年龄组，死亡高峰均在85岁及以上年龄组。

2000~2016年间，男性的肿瘤标化发病率相对稳定，而女性的标化发病率则呈上升趋势。男性中，前列腺癌、结直肠癌、白血病、脑癌、胰腺癌和膀胱癌的发病率呈上升趋势；女性中，甲状腺癌、宫颈癌、子宫癌、乳腺癌、脑癌、肺癌、结直肠癌的发病率有上升趋势。同时，无论男性或女性，食管癌、胃癌及肝癌的发病率均呈下降趋势。同期，无论男性或女性，肿瘤标化死亡率均呈下降趋势。尽管如此，男性中，前列腺癌、结直肠癌、胰腺癌、白血病的标化死亡率有升高趋势；同时，女性中，宫颈癌、甲状腺癌、乳腺癌的标化死亡率也有升高趋势。

（三）肿瘤的危险因素

肿瘤是内、外环境危险因素和遗传易感因素长期、多阶段共同作用的结果。流行病学主要关注宏观可控的危险因素。2008年，中国医学科学院肿瘤医院与WHO/IARC合作开展了中国人群肿瘤归因风险研究。该研究综合评价了主要环境和行为危险因素对肿瘤发病和死亡的归因风险，估计我国肿瘤发病和死亡的疾病负担及可预防性，为我国肿瘤的预防和控制提供定量的科学依据。研究主要评价了如下行为和环境危险因素。

（1）慢性感染：与肿瘤发生相关的感染因素包括：乙型肝炎病毒（HBV，肝癌）、丙型肝炎病毒（HCV，肝癌和非霍奇金淋巴瘤）、幽门螺杆菌（HP，胃癌）、人乳头瘤病毒（HPV，子宫颈癌、口腔癌、口咽癌和肛门癌）、EB病毒（EBV，鼻咽癌、霍奇金病和伯基特淋巴瘤）。根据我国人群的感染率及感染与肿瘤的关联程度，计算发现中国人群中29.4%的肿瘤死亡归因于慢性感染。男性和女性慢性感染导致肿瘤死亡的比例分别为31.7%和25.3%。

（2）吸烟：吸烟与肿瘤的因果关系非常明确，中国人群中21.0%的肿瘤死亡归因于吸烟。吸烟是男性人群中主要的肿瘤死因，约占32.7%。而女性人群中吸烟导致的肿瘤死亡约占5.0%，相对较少，但女性的被动吸烟不容忽视。非吸烟女性中，11.1%的肺癌死亡归因于被动吸烟。

（3）饮食：长期食用高盐、烟熏、盐腌、腌腊制品、蔬菜和水果摄入不足是食管癌、胃癌、肝癌、结直肠癌等的重要危险因素，如世界癌症研究基金会和美国癌症研究所（WCRF/AICR）研究表明蔬菜和水果摄入不足可增加口腔癌、喉癌、咽癌、食管癌、胃癌和肺癌的发病和死亡风险。我国居民蔬菜和水果平均摄入量较低。我国的研究数据发现水果摄入不足导致13.0%的肿瘤死亡，其中男性为13.7%，女性为11.7%。蔬菜摄入不足可引起3.6%的肿瘤死亡，其中男性为3.9%，女性为3.1%。

（4）饮酒：饮酒与部分肿瘤的因果关联明确，如口腔癌、食管癌、肝癌和喉癌等。我国研究发现约4.4%的肿瘤死亡由饮酒引起，其中男性为6.7%，女性为0.4%。如果以2002年的饮酒率估算未来15年的饮酒对肿瘤的归因风险，那么饮酒导致肿瘤死亡的人群归因危险度百分比将会增加（男性为7.4%，女性为0.7%）。

（5）职业因素：WHO/IARC确认的职业性致癌因素超过30种。中国的肿瘤归因风险研究纳入的职业性致癌因素，包括石棉（肺癌和间皮瘤）、联苯胺（膀胱癌）、苯（白血病）、氯甲甲醚（肺癌）、硅（肺癌）、砷（肺癌）、焦炉逸散物（肺癌）、铬酸盐（肺癌）、木屑和皮革粉尘（鼻腔鼻窦癌）和橡胶工业（白血病和膀胱癌）。中国人群职业性致癌因素引起2.7%的肿瘤死亡，其中男性为3.1%，女性为2.1%。由于不能获得某些职业性致癌因素的数据，加上部分居民烹调和取暖使用煤炭和木材等生物质燃料、室内外空气污染严重，这些职业和环境污染引起的肿瘤负担目前尚无法估计，因此该比例可能是低估的。

（6）超重、肥胖和体力活动缺乏：2002年WHO把体力活动缺乏归为导致发达国家人口死亡的十大原因之一。由于人们生活方式的改变，我国人群体力活动缺乏暴露率明显增加。超重和肥胖可导致结直肠癌、胰腺癌、绝经期乳腺癌、子宫内膜癌和肾癌，体力活动缺乏可引起结肠癌。

（7）生殖因素、激素替代治疗和口服避孕药：生殖因素、绝经期后激素替代治疗和口服避孕药与乳腺癌或卵巢癌的发生关联明确。中国的肿瘤归因风险研究中包括的生殖因素有未生育、生育次数、母亲首次生育年龄、母乳喂养的时间。激素替代疗法有雌激素和孕激素替代疗法，而我国绝经期妇女多采用雌激素替代疗法。我国约6.7%的绝经期妇女采用雌激素替代疗法，1.7%的生育妇女采用口服避孕药避孕。分析发现，生殖因素、绝经期后激素替代治疗和口服避孕药引起肿瘤死亡的比例很低，低于0.2%。

此外，遗传因素对肿瘤的发生发展也有重要作用。研究表明，少数肿瘤的发生由基因决定，有较为清晰的遗传家系谱，如视网膜母细胞瘤、神经母细胞瘤等。恶性肿瘤的发生常呈一定的家族聚集性和种族差异，即家族中多个成员患同一种癌，有较清晰的遗传家系谱，如乳腺癌、结肠癌等，或者呈现为家族中恶性肿瘤发病人数多，肿瘤类型多样，但遗传家系谱不清晰，这可能与该家族成员携带多个易感基因有关。然而，环境因素与易感基因的联合作用是遗传因素最常见的表现方式。遗传因素一般难以改变，主要通过减少环境危险因素暴露或者采用其他有效的预防措施降低肿瘤发生的概率。

综上所述，中国人群中约60%的肿瘤是可避免，但仍有一部分肿瘤发生相关危险因素的人群归因危险度百分比不甚清楚，需要更多的基础和流行病学研究来确认其他的危险因素和遗传因素。我国人群中约52.0%的肿瘤死亡归因于慢性感染和吸烟，需要加强预防慢性感染和控制吸烟，以降低我国肿瘤的疾病负担。同时，也不能忽视饮食、饮酒、职业性致癌因素和环境污染的影响。

（四）肿瘤的三级预防

肿瘤预防涉及社会和居民健康等众多方面，WHO将其划分为三级预防：一级预防为病因学预防，防止肿瘤的发生；二级预防为早期发现、早期诊断、早期治疗，以阻止或减缓疾病的发展；三级预防为临床（期）预防或康复性预防，防止病情恶化，防止残疾。

1.一级预防

一级预防（primary prevention）通常是指肿瘤的病因学预防。人类肿瘤的发生是环境致癌因素与机体长期作用的结果，针对消除这些致癌因素所采取的措施均属于一级预防。对已知致癌因素，如职业致癌因素（石棉、橡胶等）和环境污染（粉尘、重金属污染等），通过多种措施严格控制或消除。改变不良生活方式和行为习惯也是肿瘤一级预防重要措施。

2.二级预防

二级预防（secondary prevention）即早诊早治，是一个全社会参与的系统工程，是通过简便、有效检查方法和诊断方法，从表面健康的无症状人群中发现癌前病变者或早期癌患者，通过实现早期发现、早期诊断、早期治疗，降低肿瘤的死亡率甚至发病率。二级预防主要通过机会性筛查和组织性筛查实现，组织性筛查的方法要求简单、方便、容易接受，可反复检查。组织性筛查是一个大规模人群流行病学工作，应由经过专业培训的人员来完成，同时需有周密的设计方案，并投入大量人力和物力。机会性筛查包括定期健康体检、个人经常性的自我体检以及对一些癌前病变患者的长期临床随访等。

3.三级预防

三级预防（tertiary prevention）主要运用综合干预方法提高患者的整体健康和生存质量，内容包括提高肿瘤患者生存率、生活质量和促进患者康复的临床措施。主要的措施包括：①规范诊治、随访医疗活动，发展早诊技术，开展个性化治疗，完善随访制度评估患者的复发风险；②运用医药、心理、营养和行为的方法帮助患者在躯体、心理和社会功能康复，提高患者生存质量；③对晚期病人实施止痛和姑息。

二、研究实例

以子宫颈癌为例，分析其流行病学特征。

（一）流行特征

据WHO/IARC 2020年数据显示，子宫颈癌为女性第四大恶性肿瘤，全球新发子宫颈癌病例共60.4万，死亡34.2万，其中大约90%的子宫颈癌发生和死亡在发展中国家。我国子宫颈癌新发病例占全球新发病例的18.2%，死亡病例占全球死亡病例的17.3%。

1.地区分布

世界各国子宫颈癌的地理分布差异很大。IARC数据显示，2020年不同地区子宫颈癌发病率相差10倍、死亡率相差约18倍。总的来说，全球子宫颈癌的世界人口年龄标化发病率为13.3/10万、标化死亡率为7.3/10万。发达地区发病率和死亡率低于欠发达地区。发病率和死亡率最高的地区为撒哈拉以南非洲地区，如非洲东部（发病率40.1/10万，死亡率28.6/10万）、非洲南部

（发病率36.4/10万，死亡率20.6/10万）、非洲中部（发病率31.6/10万，死亡率22.7/10万）等。最低的是亚洲西部（发病率4.1/10万，死亡率2.3/10万）、澳大利亚/新西兰（发病率5.6/10万，死亡率1.6/10万）、北美洲（发病率6.2/10万，死亡率2.1/10万）、北非（发病率6.2/10万，死亡率3.7/10万）和欧洲西部（发病率7.0/10万，死亡率2.0/10万）、南部地区（发病率7.7/10万，死亡率2.3/10万）等。

根据2020年中国肿瘤登记年报，我国肿瘤登记地区子宫颈癌年龄标化发病率为11.35/10万、死亡率为3.42/10万。发病率和死亡率总体上农村（发病率11.91/10万，死亡率3.76/10万）略高于城市（发病率10.80/10万，死亡率3.09/10万），中部（发病率13.86/10万，死亡率4.30/10万）、西部（发病率11.72/10万，死亡率3.96/10万）明显高于东部地区（发病率9.92/10万，死亡率2.71/10万）。在七大行政区中，华中地区和西北地区发病率和死亡率显著高于全国平均水平，华北地区发病率和死亡率明显低于全国平均水平。此外，在部分省区市或县的分布有聚集现象，如以陕西略阳县为中心，向西北及东北方向延伸，构成秦岭山脉西端的高发地带；山西省晋东南地区襄垣县、阳城县等环太行山高发地带。

2.人群分布

（1）年龄。子宫颈癌的年龄别发病率变化曲线主要有两种形式（图3）：第一种曲线是25岁开始出现发病，30~40岁年龄组子宫颈癌发病率迅速上升，至44~49岁年龄组达到高峰，之后，子宫颈癌发病率快速下降。符合这种变化曲线的国家主要是资源较丰富的或发达国家。第二种曲线也是25岁开始出现子宫颈癌，之后发病率缓慢上升，直至55~69岁年龄组发病率达到高峰，下降形式同第一种曲线。符合这种变化曲线的国家主要是资源较低的或发展中国家。子宫颈癌的年龄别死亡率一般在20岁之前处于较低水平，自20岁以后快速上升，至80~84岁达高峰，之后逐渐下降。

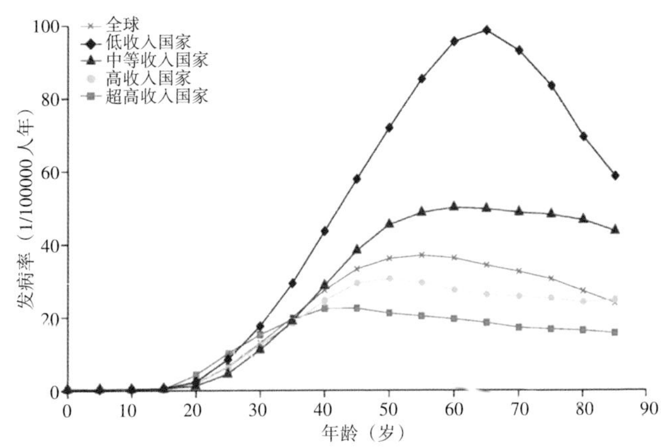

图3 全球不同资源水平地区子宫颈癌年龄别发病率变化曲线

（2）民（种）族。IARC对五大洲癌症发病率的调查资料显示，居住于同一国家内的不同民族，子宫颈癌发病率存在差异，可能主要受社会经济地位的影响。发病率较高的有黑人、墨西哥人、刚果人等，其中黑人为白人的1.5~2.8倍。调查显示在美国的非洲女性子宫颈癌发病率是白人的2倍。在我国55个少数民族中，曾对8个少数民族进行了调查，其中，以维吾尔族死亡率水平最高，年龄调整死亡率为17.27/10万，其年龄组死亡率曲线起点高，上升幅度大；其次为蒙古族，死亡率为15.72/10万，回族12.29/10万；藏、苗、彝族死亡率水平较低，在5/10万左右。同处新疆的维吾尔族与哈萨克族相比，前者死亡率较后者（9.67/10万）约高一倍。

（3）职业和社会经济状况。社会经济状况低下的妇女（例如，按照收入、教育水平或住房类型分类）患子宫颈癌的风险高，HPV感染在教育水平低和收入低的妇女中更流行。其他与社会状况相关的因素如营养、生殖器卫生、产次、吸烟、其他生殖器感染以及筛检等也是影响HPV感染率、宫颈上皮内瘤样病变（cervical intraepithelial neoplasia，CIN）和子宫颈癌患病率的因素。

3.时间分布

自20世纪80年代以来，多数国家和地区子宫颈癌的发病率呈下降趋势。然而近年来一些国家如芬兰、新西兰等，年轻妇女子宫颈癌的发病有上升趋势，尤其在20~24岁、25~29岁年龄组上升明显，30~34岁上升幅度略缓。近年来，随着子宫颈癌筛查范围的扩大，更多患有子宫颈癌的妇女得到诊断，导致我国35~64岁妇女子宫颈癌发病率呈上升趋势。我国学者利用IARC和统计年鉴数据分析1989~2018年我国子宫颈癌死亡率的变化趋势，结果发现，2004~2008年之前，我国城市和农村地区子宫颈癌死亡率呈下降趋势，而后随着发病率的提高，死亡率呈上升趋势。

（二）病因

目前已经明确高危型HPV感染是子宫颈癌的主要病因，首次提出两者病因关系的德国科学家豪森（Harald zur Hausen）教授因此获得了2008年诺贝尔生理学/医学奖。然而并不是所有HPV感染者都会发生子宫颈癌，90%以上的HPV感染者都能借助自身免疫系统将HPV清除，仅有少数女性不能清除而持续感染，最终发展为CIN2/CIN3或子宫颈癌，提示在宫颈发生癌变的过程中，HPV感染是必要的、最为关键的环节，但同时还存在其他内源性和外源性因子的共同参与。概括来讲，除了HPV是子宫颈癌的主要病因外，引发子宫颈癌的协同危险因素主要有以下3类：一是生物学因素，包括细菌、病毒和衣原体等各种微生物感染；二是行为危险因素，诸如性生活过早、多个性伴侣、多孕多产、社会经济地位低下、营养不良及性混乱等；三是宿主的免疫状态及遗传易感性。

（三）预防策略和措施

子宫颈癌因其病因明确，可防可控，有望成为世界上第一个被消除的恶性肿瘤。2020年11月WHO发布了

“加速消除子宫颈癌全球战略”，全球194个国家首次承诺到21世纪末消除子宫颈癌，其中概述了防治子宫颈癌的3个关键措施：预防性HPV疫苗接种、筛查和治疗。

1.子宫颈癌的一级预防——预防性HPV疫苗

预防性HPV疫苗从根本上阻断了HPV病毒的传播，是最有效的子宫颈癌预防措施。

（1）HPV疫苗的免疫学原理。HPV感染仅限于黏膜上皮内细胞，并不会诱发剧烈免疫应答。在已感染HPV妇女中，约一半体内可检出血清抗体，但这些抗体并不一定能保护机体未来免受同一HPV基因型的感染。因此疫苗作用是提高自然免疫应答，为机体提供保护作用。

HPV疫苗根据功效不同，可分为3类：一是预防HPV感染的预防性疫苗；二是清除原有感染、治疗相关病变的治疗性疫苗；三是将不同作用的疫苗联合或将不同靶点融合以达到预防治疗功效的联合疫苗。目前，预防性HPV疫苗已成功研发，且已在全球超过140个国家和地区上市。而治疗性疫苗及联合疫苗尚处研究阶段。

预防性HPV疫苗的主要成分为基因重组形成的针对

特异高危HPV型别的病毒样颗粒（virus-like particles，VLPs）。VLPs是由72个L1衣壳颗粒自组装形成的72面体，而L1衣壳颗粒的基本构成单位为L1单体形成的五聚体。VLPs与HPV真病毒在表面结构、形状和大小等方面都十分相似。由于VLPs不包含核酸，所以不具有感染性，但是免疫原性和真病毒类似，可以作为靶抗原诱导机体产生具有保护性的特异性中和抗体。中和抗体能够透过血管壁，在局部上皮组织中达到较高浓度。当HPV通过黏膜上皮的细微伤口感染机体并到达基底细胞层时，位于上皮组织中的中和抗体便可以特异性免疫识别HPV病毒并与其结合，发挥中和作用，清除感染。由此可知，预防性HPV疫苗主要通过中和抗体抵御HPV感染，阻断持续感染，进而预防子宫颈癌的发生。

（2）上市HPV疫苗简介。国外预防性HPV疫苗研发起步较早，目前共有3种预防性HPV疫苗研制成功并分别于2006年、2007年和2014年相继上市。一种是由英国葛兰素史克公司（GlaxoSmithKline Biologyicals，UK）研制生产的针对HPV16/18感染的二价疫苗——Cervarix®，该疫苗采用了AS04佐剂系统，可以增强免疫反应，主要预防HPV16和HPV18感染引起的宫颈、外阴、阴道和肛门等部位的癌前病变及癌症；而另外两种疫苗均由美国默沙东公司（Merck & Co., USA）研制生产，分别是针对HPV6、11、16、18感染的四价疫苗——Gardasil®和针对HPV6、11、16、18、31、33、45、52、58的九价疫苗——Gardasil®9。Gardasil®在Cervarix®的基础上增加了对HPV6/11引起的生殖器疣的保护作用。相比于Gardasil®，Gardasil®9可对另外5种HPV型别（31、33、45、52和58）相关的感染产生预防作用，而这5种HPV型别累计可引起大约20%的子宫颈癌。二价HPV疫苗（Cervarix®）和四价HPV疫苗（Gardasil®）在我国的Ⅲ期临床试验分别于2008年、2009年正式启动，并分别于2016年和2017年在我国获批上市。2018年，九价HPV疫苗也在我国有条件获批上市，其国内Ⅲ期临床试验于2019年正式启动。

为了惠及广大妇女，国内的疫苗厂商也加紧了疫苗研发的脚步，分别于2019年上市以大肠杆菌为表达系统的二价HPV16/18疫苗、于2022年上市以毕赤酵母为表达系统的二价HPV16/18疫苗。研究表明，国产二价HPV16/18疫苗可预防70%以上的子宫颈癌发生。此外，其他型别疫苗也在积极研发当中。

2.子宫颈癌的二级预防——筛查

过去几十年间，发达国家子宫颈癌发病率和死亡率的大幅下降表明，筛查和早诊早治是预防和控制子宫颈癌的有效手段。子宫颈癌的筛查是用以检查子宫颈浸润性癌和癌前病变的技术，目前主要可分为3大类：基于肉眼观察的筛查技术；基于细胞学形态的筛查技术；基于HPV的分子生物学检测技术。

（1）基于肉眼观察的筛查技术

肉眼观察是指用化学溶液涂抹宫颈使其染色后，不经任何放大装置，用普通白炽光源照明，肉眼直接观察宫颈上皮的染色反应，诊断宫颈病变。方法有两种：①醋酸染色后肉眼观察（VIA）：用稀释醋酸（5%）对宫颈染色后直接观察，病变区域呈致密白色；②碘染色后肉眼观察（VILI）：用5%的Lugol碘液染色，病变区不着色，呈芥末黄。肉眼观察法具有成本低，设备简单、易于操作、出结果快的优点，适用于大人群筛查。缺点是灵敏度和特异度均相对较低。我国在3万多人群的筛查研究显示，VIA检测CIN3+的灵敏度和特异度分别为54.6%和89.9%。不同研究的结果有很大差异，这可能与筛查程序、结果的判定、技术水平等因素有关。

（2）基于细胞学形态的筛查技术

巴氏细胞学涂片：自1941年Papanicolaou发明阴道及宫颈脱落细胞涂片，世界各国都将该法作为子宫颈癌筛查的一种手段引入临床，并被许多国家作为常规筛查项目。但对大多数发展中国家而言，要广泛推行该技术比较困难。除需建立高标准的细胞学室、培养训练有素的细胞学者和技术人员外，巴氏涂片的准确性受许多因素的影响，如取材方法、涂片制作、染色技巧、读片水平等，由此不可避免地会导致较高比例的假阴性。对实验条件和技术水平均较高的发达国家，巴氏涂片检出子宫颈癌和癌前病变的灵敏度高达80%~90%，但在条件落后的发展中国家或地区，有些仅有30%~40%。

薄层液基细胞学：针对传统巴氏涂片在标本收集和制片中的问题，1996年美国食品药品管理局（Federal Food and Drug Administration，FDA）批准了改进的制片技术——薄层液基细胞学技术。目前有ThinPrep（TCT）和SurePath两种，二者基本原理类似。标本取出后立即洗入装有特殊保存液的收集瓶中，几乎可保留取材器上所有的细胞。采用离心、分层或自然沉淀等技术将标本中的血液、黏液及过多炎性细胞与上皮细胞分离，并且细胞单层均匀分布，避免了过度重叠。与传统巴氏涂片相比，提高了样本的保存和转移率，不满意率大大降低；同时提高了发现宫颈病变的灵敏度，尤其是高度病变。同时结果报告方式由巴氏五级改进为TBS报告系统［正常范围（WNL）、未确定意义的非典型鳞状细胞（ASC-US）、非典型鳞状细胞—不排除高度病变（ASC-H）、低度鳞状上皮内病变（LSIL）、高度鳞状上皮内病变（HSIL）、鳞状细胞癌（SCC）、非典型腺细胞（AGC）和腺癌（ADC）］，这在一定程度上促进了细胞病理学诊断水平的提高。1998年和2001年中国医学科学院肿瘤医院/肿瘤研究所分别将这两种液基细胞学技术引入中国。在中国人群普查研究中，液基细胞学检出CIN3和子宫颈癌（CIN3+）的灵敏度和特异度为87.9%和94.7%。

（3）基于HPV的分子生物学检测技术

HPV与子宫颈癌之间强烈的病因关联使得HPV检测成为一种有效的子宫颈癌筛查技术，实现了筛查技术由形态学向分子生物学的重大变革。相比形态学检测，HPV DNA检测更为客观简单，且灵敏度与特异度均更高。2021年7月6日，世界卫生组织发布了最新的《子宫颈癌前病变筛查和治疗指南》，以优化诊断工具与筛查选择，促进子宫颈癌预防并挽救更多生命，新指南推荐HPV DNA检测作为子宫颈癌筛查的首选方法。

目前通过美国FDA批准可用于临床的HPV DNA技术有以下3种：

第二代杂交捕获试验（hybrid capture 2，HC2）原理是利用对抗体捕获信号的放大和化学发光信号的检测。该法一次可检测13种高危型HPV（16、18、31、33、35、39、45、51、52、56、58、59和68）亚型，在2003年获得FDA批准用于临床筛查子宫颈癌。大量的临床研究资料显示HC2检测方法统一、标准化，不同实验室之间可比性强，重复性好。我国一项3万多人的筛查研究显示，HC2对检测CIN 3+的灵敏度和特异度分别为97.5%和85.1%。

Cervista™ HPV其原理是应用恒温酶DNA扩增和荧光发光判读结果，包括两种方法，一种为检测14种高危型HPV，型别包括HC2的13种亚型（16、18、31、33、35、39、45、51、52、56、58、59和68）和66型；另一种为检测Cervista™ HPV 16/18，用于检测HPV 16和18型。该技术在2009年获得FDA批准用于临床。

cobas®4800 HPV检测是2011年FDA批准的另外一种HPV检测技术。罗氏HPV检测试剂系统（PCR—荧光法），通过PCR和核酸杂交技术扩增靶点DNA，同时检测14种高危型HPV，可以自动特异性地鉴别高风险HPV 16和HPV18亚型，同时在临床相关感染水平上并发性地监测其他的高危亚型（31、33、35、39、45、51、52、56、58、59、66和68），并给出"汇总"结果的诊断检测。

上述3种技术费用昂贵，仅适合我国的部分大中城市。为提高HPV DNA检测的可及性，2003~2007年，我国学者乔友林教授等在比尔及梅琳达·盖茨基金会支持下开展了全球多中心的宫颈癌防治与快速筛查技术合作研究（START和START-UP），率先成功研发了一种快速HPV DNA检测技术（careHPV），其筛查CIN2+的灵敏度和特异度分别是90%和84%，接近发达国家或地区普遍使用的HC2技术。2018年，careHPV通过了WHO的预认证，有望让更多的非洲、东南亚地区的发展中国家及资源匮乏地区女性获益。

近年来，科学技术飞速发展，人工智能产品的应用越来越广泛，而人工智能产品在癌症防控领域的应用也成为研究热点。国家新一代人工智能开放创新平台——腾讯觅影团队正在与我国子宫颈癌防治研究团队合作研发人工智能电子阴道镜辅助诊断系统，该系统可以智能识别病灶并且能够给出阴道镜活检位置，辅助基层医务人员进行临床检查与诊断，从而缓解基层医疗单位在医疗技术及诊疗方面的短板问题。

（4）我国子宫颈癌的人群筛查实践

目前我国子宫颈癌的筛查模式主要以国家主导子宫颈癌筛查项目为主，城镇单位女职工体检和社会组织开展的小范围筛查为辅。2004年，在国家原卫生部和中国癌症基金会领导下，基于前期研究成果制定了《中国宫颈癌筛查及早诊早治技术指南》，并用于实践。2005年，“国家宫颈癌早诊早治示范基地”分别落户于深圳市妇幼保健院（城市）和山西省襄垣县妇幼保健院（农村），积极探索适合我国国情的子宫颈癌防治实践经验。2006~2008年期间，通过中央财政转移地方支付的形式资助全国多达43个子宫颈癌筛查试点，2009年政府把对农村妇女的子宫颈癌和乳腺癌筛查纳入国家重大公共卫生服务项目。自开展以来，逐步扩大筛查覆盖人群，累计为超7398.5万名35~64岁农村妇女进行免费子宫颈癌筛查，项目检查地区从2009年的221个扩大到2017年的1501个。截至2018年底，该筛查项目覆盖所有国家级贫困县，使贫困地区妇女的健康水平也得到了提高。

近年来，我国北京市、上海市、重庆市等开始作为试点城市，为适龄女性开展免费子宫颈癌筛查服务，但由于各地经济水平不一，筛查经费来源不能保证，没能在全国其他城市推广应用。国内一项关于妇女子宫颈癌筛查率的研究显示，我国20~64岁女性中，在城市仅有30.0%的女性做过子宫颈癌筛查。社会经济水平低、基层卫生服务能力落后、妇女健康知识缺乏等因素都会对子宫颈癌筛查工作造成影响。

3.子宫颈癌的三级预防——治疗

子宫颈癌的三级预防是指对子宫颈癌患者进行对症治疗和康复治疗，以达到终止癌症继续进展或提高患者生存质量的目的。2017年我国发布的《子宫颈癌综合防控指南》提出对子宫颈癌进行治疗的主要原则是根据患者的年龄、临床分期、身体状况等选择适宜的治疗方案，包括手术、放疗、化疗及姑息疗法。近年来，随着治疗手段的提高，我国子宫颈癌患者的5年生存率呈增高趋势。国家癌症中心对全国17个肿瘤登记点2003~

2013年的生存数据进行汇总分析，结果显示：我国子宫颈癌患者的5年生存率逐渐升高，由2003~2005年的45.4%提高至2012~2015年的59.8%，每年的平均增幅为4.5%。

参考文献

1. David D. Celentano MS. Gordis Epidemiology 6ed. Netherlands：Elsevier；2019.

2. Lash TL. Modern Epidemiology. 4 ed. Mexico：Wolters Kluwer；2021.

3. 沈洪兵，齐秀英. 流行病学. 第9版. 北京：人民卫生出版社，2018.

4. Porta M. A Dictionary of Epidemiology. 6 ed. New York：Oxford University Press；2014.

5. Chen W，Zheng R，Baade PD，et al. Cancer statistics in China，2015. CA Cancer J Clin. 2016；66（2）：115-132.

6. GBD 2019 Cancer Risk Factors Collaborators. The global burden of cancer attributable to risk factors，2010-19：a systematic analysis for the Global Burden of Disease Study 2019. LANCET. 2022；400（10352）：563-591.

7. Chan KH，Wright N，Xiao D，et al. Tobacco smoking and risks of more than 470 diseases in China：a prospective cohort study. Lancet Public Health. 2022；7（12）：e1014-e1026.

8.Chen Z， Peto R， Zhou M， et al.Contrasting male and female trends in tobacco-attributed mortality in China：evidence from successive nationwide prospective cohort studies.LANCET.2015；386（10002）：1447-1456.

9.Rumgay H， Shield K， Charvat H， et al.Global burden of cancer in 2020 attributable to alcohol consumption：a population-based study.The Lancet Oncology.2021；22（8）：1071-1080.

10.Im PK， Millwood IY， Kartsonaki C， et al.Alcohol drinking and risks of total and site-specific cancers in China：A 10-year prospective study of 0.5 million adults.International journal of cancer.2021；149（3）：522-534.

11.Pan XF， Wang L， Pan A.Epidemiology and determinants of obesity in China.The lancet Diabetes & endocrinology.2021；9（6）：373-392.

12.Adams KF， Schatzkin A， Harris TB， et al.Overweight，obesity， and mortality in a large prospective cohort of persons 50 to 71 years old.The New England journal of medicine.2006；355（8）：763-778.

13.Berrington de Gonzalez A，Hartge P，Cerhan JR，et al. Body-mass index and mortality among 1.46 million white adults.The New England journal of medicine.2010；363（23）：2211-2219.

14.Kitahara CM，Flint AJ，Berrington de Gonzalez A，et al.Association between class III obesity（BMI of 40-59 kg/m2）and mortality：a pooled analysis of 20 prospective studies.PLoS Med.2014；11（7）：e1001673.

15.Yang L，Kartsonaki C，Yao P，et al.The relative and attributable risks of cardia and non-cardia gastric cancer associated with Helicobacter pylori infection in China：a case-cohort study.Lancet Public Health.2021；6（12）：e888-e896.

16.Song C，Lv J，Liu Y，et al.Associations Between Hepatitis B Virus Infection and Risk of All Cancer Types.JAMA network open.2019；2（6）：e195718.

17.Dai J，Lv J，Zhu M，et al.Identification of risk loci and a polygenic risk score for lung cancer：a large-scale prospective cohort study in Chinese populations.The Lancet Respiratory medicine.2019；7（10）：881-891.

18.Jin G，Lv J，Yang M，et al.Genetic risk，incident gastric cancer，and healthy lifestyle：a meta-analysis of genome-wide association studies and prospective cohort study. The Lancet Oncology. 2020；21（10）：1378-1386.

19.Jeon J，Holford TR，Levy DT，et al.Smoking and Lung Cancer Mortality in the United States From 2015 to 2065：A Comparative Modeling Approach. Ann Intern Med.2018；169（10）：684-693.

20.Pinato DJ，Allara E，Chen TY，et al.Influence of HIV Infection on the Natural History of Hepatocellular Carcinoma：Results From a Global Multicohort Study.Journal of clinical oncology：official journal of the American Society of Clinical Oncology.2019；37（4）：296-304.

21.You WC，Zhao L，Chang YS，et al.Progression of precancerous gastric lesions.LANCET.1995；345（8953）：866-867.

22.Wei WQ，Chen ZF，He YT，et al.Long-Term Follow-Up of a Community Assignment，One-Time Endoscopic Screening Study of Esophageal Cancer in China.Journal of clinical oncology: official journal of the American Society of Clinical Oncology.2015; 33 (17): 1951–1957.

23. You WC, Brown LM, Zhang L, et al.Randomized double–blind factorial trial of three treatments to reduce the prevalence of precancerous gastric lesions.Journal of the National Cancer Institute.2006; 98 (14): 974–983.

24. Mervis J. Epidemiology. China's unique environment favors large intervention trials. SCIENCE. 1995; 270 (5239): 1149–1151.

25. Cai SR, Zhang SZ, Zhu HH, et al. Performance of a colorectal cancer screening protocol in an economically and medically underserved population. Cancer prevention research (Philadelphia, Pa) .2011; 4 (10): 1572–1579.

26. Zheng X, Xu K, Zhou B, et al.A circulating extracellular vesicles–based novel screening tool for colorectal cancer revealed by shotgun and data–independent acquisition mass spectrometry. J Extracell Vesicles. 2020; 9 (1): 1750202.

27. Chen JG, Parkin DM, Chen QC, et al.Screening for liv-

er cancer: results of a randomised controlled trial in Qidong, China.J Med Screen.2003; 10 (4): 204-209.

28. Qiao YL, Taylor PR, Yao SX, et al. Relation of radon exposure and tobacco use to lung cancer among tin miners in Yunnan Province, China.Am J Ind Med.1989; 16 (5): 511-521.

29. Chen F, Huang QH, Fang F, et al. Interval cancers in nasopharyngeal carcinoma screening: comparing two screening intervals after a negative initial screening result.J Med Screen.2012; 19 (4): 195-200.

30. Zhao X, Hu S, Zhao S, et al. Risk assessment of self-sampling HPV tests based on PCR, signal amplification to guide the appropriate screening intervals: A prospective study in China. Journal of the National Cancer Center.2022; 2 (4): 298-305.

31. Sun C, Li K, Xu H, et al. Association of healthy lifestyle score with all-cause mortality and life expectancy: a city-wide prospective cohort study of cancer survivors. BMC Med.2021; 19 (1): 158.

32. Su S, Wong WC, Zou Z, et al. Cost-effectiveness of

universal screening for chronic hepatitis B virus infection in China： an economic evaluation. The Lancet Global health.2022； 10 （2）： e278-e287.

33.Zou Z， Fairley CK， Ong JJ， et al.Domestic HPV vaccine price and economic returns for cervical cancer prevention in China： a cost-effectiveness analysis.The Lancet Global health.2020； 8 （10）： e1335-e1344.

34.Xia R， Zeng H， Liu W， et al.Estimated Cost-effectiveness of Endoscopic Screening for Upper Gastrointestinal Tract Cancer in High-Risk Areas in China.JAMA Netw Open.2021； 4 （8）： e2121403.

35.Xia R， Li H， Shi J， et al.Cost-effectiveness of risk-stratified endoscopic screening for esophageal cancer in high-risk areas of China： a modeling study.Gastrointest Endosc.2022； 95 （2）： 225-235.e220.

36.Sun L， Legood R， Sadique Z， et al.Breast cancer screening programme in China： does one size fit all? A cost-effectiveness analysis based on a Markov model.The Lancet.2018； 392： S2.

37.樊代明.中国肿瘤整合诊治指南（CACA）.天津：天

津科学技术出版社，2022.

38.樊代明.整合肿瘤学（基础卷）.西安：世界图书出版西安有限公司，2021.

39.曹广文.张宏伟.海军流行病学.上海：第二军医大学出版社，2022.

40.闫永平.军队流行病学.北京：人民军医出版社，2012.

41.陈峰，于浩.临床试验精选案例统计学解读.北京：人民卫生出版社，2015.

42.吴一龙.真实世界研究指南.北京：人民卫生出版社，2018.

43.Penberthy LT，Rivera DR，Lund JL，et al.An overview of real-world data sources for oncology and considerations for research.CA Cancer J Clin，2022，72：287-300.

44.Lee H，Cashin AG，Lamb SE，et al.A Guideline for Reporting Mediation Analyses of Randomized Trials and Observational Studies：The AGReMA Statement. The Journal of American Medical Association，2021，326：1045-1056.

45. Pearce N. Analysis of matched case-control studies. British Medical Journal, 2016; 352: i969.

46. Coutinho JM, Derkatch S, Potvin AR, et al. Carotid artery web and ischemic stroke: A case-control study. Neurology, 2017, 88: 65-69.

47. Forder PM, Gebski VJ, Keech AC. Allocation concealment and blinding: when ignorance is bliss. Medical Journal of Australia, 2005, 182 (2): 87-89.

48. Zapf A, Stark M, Gerke O, et al. Adaptive trial designs in diagnostic accuracy research. Statistical in Medicine, 2020, 39 (5): 591-601.

49. Briggs Sarah E W, Law Philip, East James E, et al. Integrating genome-wide polygenic risk scores and non-genetic risk to predict colorectal cancer diagnosis using UK Biobank data: population based cohort study. British Medical Journal, 2022, 379: e071707.

50. Barbour Virginia. UK Biobank: a project in search of a protocol? Lancet, 2003, 361: 1734-1738.

51. Yin P, Jiang CQ, Cheng KK, et al. Passive smoking exposure and risk of COPD among adults in China: the

Guangzhou Biobank Cohort Study. Lancet，2007，370：751-757.
52. Sibbald B，Roland M. Understanding controlled trials. Why are randomised controlled trials important? British Medical Journal，1998，316（7126）：201.
53. Schulz KF，Grimes DA. Case-control studies：research in reverse.Lancet.2002，359：431-434.
54. 汪旻晖，赵杨，邓亚中，等.真实世界数据/真实世界证据应用的政策法规及指导原则的比较研究.中国临床药理学与治疗学，2020，25（8）：878-889.
55. 秦雪妮，陈维生，邵华.真实世界研究在医药领域的应用及研究方法.药学进展，2021，7：512-523.
56. 田晨，杨秋玉，赖鸿皓，等.诊断试验准确性比较研究的统计分析.中国循证医学杂志，2022，22（12）：1474-1482.
57. 刘芬.诊断试验研究在医学科研中的理论、设计和实践.北京医学，2020，42（11）：1151-1155.
58. 朱一丹，李会娟，武阳丰.诊断准确性研究报告规范（STARD）2015介绍与解读.中国循证医学杂志，2016，6：730-735.

59. 詹思延. 流行病学. 第8版. 北京：人民卫生出版社，2017.

60. 唐少文，詹思延. 第五讲：现况调查. 中国循证儿科杂志，2009；4（06）：539-542.

61. Schmidt SAJ，Lo S，Hollestein LM. Research Techniques Made Simple：Sample Size Estimation and Power Calculation. J Invest Dermatol. 2018；138（8）：1678-1682.

62. Hickey GL，Grant SW，Dunning J，et al. Statistical primer：sample size and power calculations-why，when and how? Eur J Cardiothorac Surg.2018；54（1）：4-9.

63. 赵斐然，周天驰，张俊颖，等. 量表（问卷）信度、效度评价在我国医学领域的应用与展望. 中华中医药杂志，2014；29（07）：2280-2283.

64. 祁子凡，温馥源，曹寒，等. 大型人群队列研究随访监测设计研究进展. 中华流行病学杂志，2022；43（01）：134-138.

65. 李远贵，张茹英. 第四讲 病例对照研究设计. 护理研究，2003（07）：422-424.

66. 周宇豪，许金芳，贺佳. 诊断试验一致性评价中几种方法的比较及应用.中国卫生统计，2011；28（01）：40-42+46.
67. 谭红专.现代流行病学.北京：人民卫生出版社，2001.
68. 谭红专.现代流行病学.第2版.北京：人民卫生出版社，2008.
69. 詹思延.流行病学.第7版.北京：人民卫生出版社，2012.
70. Sackett，DL. Bias in analytic research. J. Chrono Dis.，1979，32，51-63
71. dos Santos Silva，l.Cancer epidemiology：principles and methods.，1999，277-325
72. Rothman KJ，Greenland S，Lash TL.Modem Epidemiology. 3ed. Philadelphia：Wolters Kluwer Health / Lippincott Williams & Wilkins，2008.
73. Li CY，Sung FC.A review of the healthy worker effect in occupational epidemiology. Occup Med（Lond），1999 May；49（4）：225-229.
74. Yland JJ，Wesselink AK，Lash TL，et al. Misconceptions About the Direction of Bias From Nondifferential

Misclassification. Am J Epidemiol, 2022 Jul 23; 191 (8): 1485-1495.

75.Sung H, Ferlay J, Siegel RL, et al.Global cancer statistics 2020: GLOBOCAN estimates of incidence and mortality worldwide for 36 cancers in 185 countries. CA: a cancer journal for clinicians, 2021, 71 (3): 209-249.

76.Zheng RS, Zhang SW, Zeng HM, et al. Cancer incidence and mortality in China, 2016. Journal of the National Cancer Center, 2022.

77.GBD 2019 Cancer Risk Factors Collaborators. The global burden of cancer attributable to risk factors, 2010-19: a systematic analysis for the Global Burden of Disease Study 2019. The Lancet, 2022, 400 (10352): 563-591.

78.GBD 2017 Risk Factor Collaborators. Global, regional, and national comparative risk assessment of 84 behavioural, environmental and occupational, and metabolic risks or clusters of risks for 195 countries and territories, 1990-2017: a systematic analysis for the Global Burden of Disease Study 2017. The Lancet, 2018, 392 (10159): 1923-1994.

79.Sung H, Siegel RL, Torre LA, et al.Global patterns in excess body weight and the associated cancer burden. CA: a cancer journal for clinicians, 2019, 69 (2): 88–112.

80.Singh D, Vignat J, Lorenzoni V, et al.Global estimates of incidence and mortality of cervical cancer in 2020: a baseline analysis of the WHO Global Cervical Cancer Elimination Initiative. The Lancet Global health, S2214–109X (22) 00501–0.

81.赫捷，魏文强.2020中国肿瘤登记年报.北京：人民卫生出版社，2022.

82.Wild CP, Weiderpass E, Stewart BW, et al.World Cancer Report: Cancer Research for Cancer Prevention.Lyon, France: International Agency for Research on Cancer.2020.

83.Cohen CM, Wentzensen N, Castle PE, et al. Racial and Ethnic Disparities in Cervical Cancer Incidence, Survival, and Mortality by Histologic Subtype.Journal of clinical oncology: official journal of the American Society of Clinical Oncology, JCO2201424.

84.Musselwhite LW, Oliveira CM, Kwaramba T, et al.Racial/ethnic disparities in cervical cancer screening and outcomes.Acta cytologica, 2016, 60 (6): 518 - 526.

85.Ottersen OP, Dasgupta J, Blouin C, et al.The political origins of health inequity: prospects for change.The Lancet, 2014, 383 (9917): 630–667.

86.Hendryx M, Luo J.Increased Cancer Screening for Low–income Adults Under the Affordable Care Act Medicaid Expansion. Medical care, 2018, 56 (11): 944–949.

87.Arbyn M, Weiderpass E, Bruni L, et al.Estimates of incidence and mortality of cervical cancer in 2018: a worldwide analysis. Lancet Global Health, 2020, 8 (2): e191–e203

88.Moore SP, Antoni S, Colquhoun A, et al.Cancer incidence in indigenous people in Australia, New Zealand, Canada, and the USA: a comparative population–based study. The Lancet Oncology, 2015, 16 (15): 1483–1492.

89.Moore SP, Forman D, Piñeros M, et al.Cancer in indigenous people in Latin America and the Caribbean: a review.Cancer Medicine, 2014, 3 (1): 70–80.

90.Zhao M, Gu RY, Ding SR, et al.Risk factors of cervical cancer among ethnic minorities in Yunnan Province, China: a case–control study. European journal of cancer prevention: the official journal of the European Cancer Prevention Organisation (ECP), 2022, 31 (3): 287–292.

91.Sirait LMF, Hamajima N, Suzuki Y, et al.Factors associated with positive cancer screening for the uterine cervix and breast in Jakarta Province, Indonesia: a cross–sectional study. BMC Cancer, 2022, 22 (1): 1309.

92.Guo M, Xu J, Du J.Trends in cervical cancer mortality in China from 1989 to 2018: an age–period–cohort study and Joinpoint analysis. BMC Public Health, 2021, 21 (1): 1329.

93.Zhang S, Xu H, Zhang L, et al.Cervical cancer: Epidemiology, risk factors and screening. Chinese journal of cancer research, 2020, 32 (6): 720–728.

94.Lowy DR.HPV vaccination to prevent cervical cancer and other HPV-associated disease：from basic science to effective interventions.The Journal of clinical investigation，2016，126（1）：5 - 11

95.Schiller JT，Müller M.Next generation prophylactic human papillomavirus vaccines.Lancet Oncology，2015，16（5）：e217-e225

96.张韶凯，赵方辉，乔友林.中国宫颈癌防治研究20年历程与成就.中华流行病学杂志，2020，41（06）：809-812.

97.Zhao FH，Wu T，Hu YM，et al.Efficacy，safety，and immunogenicity of an Escherichia coli-produced Human Papillomavirus（16 and 18）L1 virus-like-particle vaccine：end-of-study analysis of a phase 3，double-blind，randomised，controlled trial.The Lancet Infectious diseases，2022，22（12）：1756-1768.

98.Belinson JL，Qiao YL，Pretorius RG，et al.Shanxi Province cervical cancer screening study II：self-sampling for high-risk human papillomavirus compared to direct sampling for human papillomavirus and liquid based cervical cytology. International journal of gynecological cancer: official journal of the International Gynecological Cancer Society，2003，13（6）：819–826.

99.Pan QJ，Hu SY，Zhang X，et al.Pooled analysis of the performance of liquid–based cytology in population–based cervical cancer screening studies in China. Cancer Cytopathology，2013，121（9）：473–482.

100.Li ZF，Jia XH，Feng X，et al.Comparison of primary cytology，primary HPV testing and co–testing as cervical cancer screening for Chinese women：a population–based screening cohort. BMJ Open，2022，12（10）：e063622.

101.Zhao FH，Lin MJ，Chen F，et al.Performance of high–risk HPV DNA lesting as a primary screen for cervical cancer：a pooled analysis of individual patient data from 17 population–based studies from China.The Lancet Oncology，2010，11（12）：1160–1171.

102.Qiao YL，Sellors JW，Paul S Eder，et al.A new HPV–DNA test for cervical–cancer screening in developing regions：a cross–sec–tional study of clinical accuracy in rural China.The Lancet Oncology，2008，9（10）：929-936.

103.Zhao FH，Lewkowitz AK，Chen F，et al.Pooled analysis of a self-sampling HPV DNA Test as a cervical cancer primary screening method. Journal of the National Cancer Institute，2012，104（3）：178-188.

104.WHO guideline for screening and treatment of cervical pre-cancer lesions for cervical cancer prevention，second edition.Geneva：World Health Organization.2021.

105.唐文佩.我国开展宫颈癌普查的历史回顾.中国性科学，2020，29（12）：3.

106.郑信祺，唐文佩.我国宫颈癌普查的历史及意义.医学与哲学，2021，42（2）：71-75.

107.包鹤龄，方利文，王临虹.全球建立子宫颈癌防控体系的现况及策略思考.中华预防医学杂志，2017，51（1）：96-100.

108.Zhang M，Zhong Y，Zhao Z，et al.Cervical Cancer Screening Rates Among Chinese Women - China，2015. China CDC weekly，2020，2（26）：481-486

109.王临虹，赵更力.中国子宫颈癌综合防控指南.中国妇幼健康研究，2018，29（1）：1-3.

110. Zeng H， Chen W， Zheng R， et al. Changing cancer survival in China during 2003-15：a pooled analysis of 17 population - based cancer registries. The Lancet Global Health，2018，6（5）：e555-e567.